Navaz Habib

Optimieren Sie Ihren Vagusnerv

Navaz Habib

OPTIMIEREN SIE IHREN VAGUSNERV

So boosten Sie Ihren Selbstheilungsnerv für ein starkes Immunsystem, gesunde Zellen und verbesserte Herzratenvariabilität

Aus dem Englischen von Rotraud Oechsler

VAK Verlags GmbH
Kirchzarten bei Freiburg

Titel der amerikanischen Originalausgabe:
Upgrade Your Vagus Nerve

ISBN 978-1-64604-618-8
Published in the United States by Ulysses Press

Aus Gründen der besseren Lesbarkeit wurde im Text in der Regel die weibliche und die männliche Form gewählt; alle Angaben beziehen sich selbstverständlich auf Angehörige aller Geschlechter.

Bibliografische Information der Deutschen Nationalbibliothek
Die Deutsche Nationalbibliothek verzeichnet diese Publikation in der Deutschen Nationalbibliografie; detaillierte bibliografische Daten sind im Internet abrufbar über: http://dnb.d-nb.de

VAK Verlags GmbH
Eschbachstraße 5
79199 Kirchzarten
Deutschland
www.vakverlag.de

Übersetzung: Rotraud Oechsler
Lektorat: Irene Klasen
Layout & Satz: Ulrich Schmid, de·te·pe, Aalen
Covergestaltung: Kathrin Steigerwald, Hamburg
Abbildungen: © Tania Sultana mit Ausnahme von S. 143: © Ankita
Druck: Friedrich Pustet GmbH & Co. KG, Regensburg
Printed in Germany
ISBN: 978-3-86731-284-4

INHALT

TEIL 3
STRATEGIEN FÜR DIE OPTIMIERUNG DES VAGUSNERVS

Dieses Buch ist meiner Frau Noureen und meinen wunderbaren Töchtern Miraal und Misha gewidmet.

Die Familie bedeutet mir alles, und ich hoffe, Ihr seid ebenso stolz auf mich wie ich es auf Euch bin!

Hinweise des Verlags

Dieses Buch dient der Information über Möglichkeiten der Gesundheitsvorsorge. Wer diese Informationen anwendet, tut dies in eigener Verantwortung. Autor und Verlag beabsichtigen nicht, Diagnosen zu stellen oder Therapieempfehlungen zu geben. Die vorgestellten Vorgehensweisen sind nicht als Ersatz für professionelle Behandlung bei ernsthaften Beschwerden zu verstehen.

EINFÜHRUNG

Vor kurzem fuhr ich zur Hochzeit meines Cousins nach Los Angeles und wohnte mit einigen Mitgliedern meiner Familie in einem Mietobjekt nördlich der Stadt. Es war ein großes Haus, in dem wir uns entspannen konnten, wenn wir uns etwas Abstand vom Chaos der Hochzeitsfeierlichkeiten gönnten.

Das Haus hatte drei Bäder, und ich konnte mir die Dusche aussuchen, die ich benutzen wollte. Diejenige, die ich mir aussuchte, lieferte mir den Impuls, den ich brauchte, um die Einleitung für dieses Buch zu schreiben.

Der Umgang mit dieser Dusche war schwierig. Sie hatte zwei Knöpfe, einen für heißes und einen für kaltes Wasser. Ich hatte keine besondere Lust auf eine kalte Dusche, da es ungewöhnlich kalt für diese Jahreszeit in Kalifornien war. Der Wasserdruck war sehr gering und die Temperatursteuerung reagierte sehr empfindlich. Wenn man nur ein klein wenig mehr an einem der beiden Knöpfe drehte, führte das zu einer erheblichen Veränderung der Wassertemperatur. Sie war entweder siedend heiß oder extrem kalt. Es half auch nichts, dass sich die Temperatur sofort veränderte, wenn jemand anderer im Haus Wasser brauchte, was mir Angst vor allen potenziellen Situationen machte, die zu einer drastischen Veränderung der Wassertemperatur führen konnten.

In den Jahren, seit ich mein erstes Buch „Aktivieren Sie Ihren Vagusnerv“ schrieb und veröffentlichte, habe ich so viel mehr über die spannende Forschung bezüglich der Auswirkungen des Vagusnervs gelernt, sogar mehr, als ich vor fünf Jahren zu wissen glaubte! Ich bin der Meinung, je mehr wir lernen, desto mehr wird uns klar, wie wenig wir wirklich wissen.

Alle diese erstaunlichen Informationen waren der Grund für meinen Entschluss, dem ersten Buch ein zweites folgen zu lassen, denn ich hatte das Gefühl, dass ich die Welt mehr über die Bedeutung eines optimal funktionierenden Vagusnervs informieren musste, insbesondere in Bezug auf die zelluläre und immunologische Gesundheit. Das Immunsystem ist weitaus mehr als das Schutzsystem des Körpers. Das ist die typische und herkömmliche Sicht auf seine Funktion, die ich, so glaube ich, in diesem Buch widerlegen muss.

Im Gegensatz zur allgemeinen Ansicht können wir als Menschen tatsächlich die Funktion unseres Immunsystems mithilfe des Nervensystems beeinflussen, nämlich direkt über den Vagusnerv.

Der Name des Vagus ist rätselhaft und unklar. Von der Bedeutung her geht er auf das lateinische Wort *vagari* zurück, da er durch den Körper streift, doch ich glaube auch, dass die Funktion dieses Nervs allen Beteiligten rätselhaft war, als er das erste Mal benannt wurde. Dieser Nerv war so ganz anders als die anderen Nerven im Körper.

Spinalnerven entspringen aus dem Rückenmark und verzweigen sich, um die Skelettmuskeln zu versorgen. Diese Nerven signalisieren Tiefensensibilität (die Eigenwahrnehmung der Lage unserer Körperteile im Raum) und Bewegungen zum und vom Gehirn. Sie sind sehr wichtig, doch in Bezug auf die Funktion relativ leicht zu verstehen.

Die sympathischen Nerven, ein wichtiger Bestandteil des autonomen Nervensystems (der Nervenbahnen, die unsere automatischen unbewussten Körperfunktionen steuern), entspringen aus dem Grenzstrang, einer Neuronenkette, die aus dem Hirnstamm austritt. Die sympathische Kette liegt auf der Vorderseite der Wirbelsäule, wobei ein einzelner Nervenast aus der Kette zu jedem inneren Organ zieht und die Kampf- oder Fluchtreaktion auf Stress meldet. Die Bedeutung dieses Systems werden wir später in diesem Buch untersuchen, doch Sie sollten vorab wissen, dass jeder dieser Nerven eine einzige und einzigartige Verbindung hat.

Die Hirnnerven haben Funktionen innerhalb des Schädels/der Schädelhöhle und als solche verbleiben sie im Allgemeinen in der Kopf- und Gesichtsregion. Sie sind für viele unserer Sinne (Sehen, Riechen, Hören und Schmecken) sowie für die Bewegung von Skelettmuskeln in Kopf und Hals von Bedeutung. Sie schicken auch sympathische und parasympathische Informationen zur und aus der Schädelregion. Ohne diese 12 Nervenpaare aus dem Hirnstamm hätten wir keine visuelle Wahrnehmung oder Muskelkontrolle des Gesichts.

Als die einzigen Hirnnerven, die vom Hirnstamm aus in den übrigen Körper ziehen, haben die Vagusnerven unglaublich breitgefächerte und unterschiedliche Verbindungen im ganzen Körper, schicken parasympathische Informationen zu und aus den inneren Organen und haben eine wichtige Verbindung zum Grenzstrang (die zur Steuerung der Zellen des Immunsystem führt). Ja, ich habe „die Vagus*nerven*“ geschrieben. Obwohl wir im Allgemeinen von *dem* Vagusnerv sprechen (wie ich es weiterhin tun werde), haben wir tatsächlich zwei davon, einen auf jeder Körperseite. Die Vagusnerven sind insofern einzigartig, als sie die physische Verbindung des parasympathischen Teils des autonomen Nervensystems zu und von fast jedem einzelnen Organ in unserem Körper herstellen.

Der Vagusnerv ist der einzige Nerv im Körper mit einer so unterschiedlichen Anatomie, Verbindung und bedeutenden Funktionalität, dass ich sofort davon angezogen wurde. Dieser spezielle Nerv fasziniert mich seit fast 30 Jahren, seit ich ihn und seine Verbindungen in einem Lehrbuch der Anatomie sah, als ich in der Grundschule war. Die Erklärung, dass dieser gegenüber allen anderen Nerven einzigartige Nerv im Körper einfach die Verbindung des parasympathischen Nervensystems war, reichte mir nicht.

Die große Mehrheit der im Gesundheitswesen Tätigen erkennt die Bedeutung dieses Nervs nicht wirklich. Wir als Gesundheitsdienstleister bekommen diese Erklärung der parasympathischen Steuerung im Körper und lassen den Nerv dann für die restliche Zeit unserer Berufslaufbahn links liegen. Mir ist das einfach nicht genug; daher habe ich es mir zur Lebensaufgabe gemacht, diese wertvolle Information weiterzugeben, sodass Ärzte und andere im Gesundheitswesen Tätige weltweit ihre Patientinnen und Patienten, Klientinnen und Klienten besser versorgen können.

Mein Ziel ist es, Personen in Gesundheitsberufen und gesundheitsbewusste Menschen gleichermaßen zu der Erkenntnis zu bringen, dass der Vagusnerv der gemeinsame Nenner und die körperliche Verbindung der Homöostase-Steuerung im Körper ist, und dass eine Funktionsstörung dieses Nervs zu chronischen Krankheiten und Diagnosen führt, für die es keine bekannten Heilmethoden gibt. Die spannende Nachricht ist, dass Wissenschaft und Technologie dabei sind, aufzuholen und täglich neue Antworten in Bezug darauf liefern, wie die Funktion des Vagusnervs bestimmt, verbessert und optimiert werden kann.

Kommen wir nun noch einmal darauf zurück, warum ich die Idee für die Einführung zu diesem Buch unter der Dusche in Los Angeles hatte.

Während ich auf der Suche nach der perfekten Temperatureinstellung an den Knöpfen herumspielte, wurde mir klar, dass die Steuerung der Wasserabgabe gestört und es sehr kniffig war, sie wiederherzustellen. Der Wasserstrahl war entweder extrem heiß oder extrem kalt und schwächer als ich es mir gewünscht hätte. Er verursachte eine geringfügige, aber spürbare psychische und physiologische Veränderung in meinem Körper.

Die Dusche war fehlgesteuert – auf die gleiche Weise, wie unser autonomes Nervensystem fehlgesteuert werden kann. Auf die gleiche Weise wie der Wasserdruck niedrig war, kann auch der Tonus oder die Signalstärke des Vagusnervs bei zu viel Druck oder Überbeanspruchung sinken. Auf die gleiche Weise wie die Wassertemperatur so leicht von heiß zu kalt sprang, kann auch der parasympathische und der sympathische Zustand aus dem Gleichgewicht geraten. Ohne Gleichgewicht kann sich der Zustand unseres autonomen Nervensystems zu leicht von heiß zu kalt oder von Kampf/Flucht zu Ruhe/Verdauung verändern. Dass ich an den Temperaturknöpfen herumspielte, führte zu einem Hin und Her zwischen heiß und kalt, aber das traf auch auf externe Faktoren zu, die mir nicht vollständig bewusst waren oder die ich in keiner Weise steuern konnte.

Die Erfahrung, die ich bei diesem Duschvorgang machte, lieferte mir einen einfachen Zusammenhang, der es mir ermöglichte erklären zu können, welche Auswirkung ein fehlgesteuertes autonomes Nervensystem auf meine Fähigkeit hatte, eine einfache Dusche zu nehmen.

Was unser Körper braucht, ist eine effektive Resilienz (Widerstandsfähigkeit) gegenüber Veränderungen. Homöostase (ein stabiles Gleichgewicht aller physiologischen Körperfunktionen; Anm. d. Verlags) ist kein statischer Seinszustand, sie ist ein ständiges Auf und Ab zwischen heiß und kalt, doch so wirksam feinjustiert, dass wir nur warm fühlen können. Die Steuerung des autonomen Nervensystems liegt mehr in der Funktion und wirksamen Signalisierung des Vagusnervs und des parasympathischen Nervensystems. Unser Ziel sollte die Erhöhung unserer Anpassungsfähigkeit sein, ein Konzept, auf das wir im Verlauf dieses Buches immer wieder eingehen werden.

Stellen Sie sich vor, das heiße Wasser in der Dusche wird durch die Stressfaktoren, die wir in der Vergangenheit und im Alltag erlebt haben, hinauf- oder heruntergedreht. Bei manchen Menschen ist dieser Knopf maximal hochgedreht. Wir sind in der Lage, eine warme Temperatur einzustellen, indem wir den Knopf für das kalte Wasser aktiv und bewusst hinauf- oder herunterzudrehen, bis wir eine ausgeglichene Temperatur finden. Je schneller und wirksamer wir das tun können, desto weniger Temperaturunterschied spüren wir. Das sympathische Nervensystem ist in höchster Alarmbereitschaft (der Knopf für „heiß" ist immer an), und unsere Fähigkeit, die Temperatur auf warmem und angenehmem Niveau zu halten, hängt ganz vom Vagusnerv und der parasympathischen Steuerung ab.

Bei einem funktionsgestörten Vagusnerv kommt es zu einem überaktiven und schlecht kontrollierten Stressaktivierungssystem. Das führt zu übermäßigen Entzündungen, einer Aktivierung von Immunzellen, einer zellulären Fehlsteuerung und einem Versagen unserer optimalen Körperfunktionen. Alle bekannten chronischen Zivilisationskrankheiten sind eine

Folge einer mangelhaften Entzündungshemmung und einem schwachen oder fehlgesteuerten Vagusnerv geschuldet.

Um Ihren Weg zum Verständnis und zur Optimierung Ihrer Vagusfunktion zu unterstützen, habe ich ein kostenloses Arbeitsbuch erstellt, das Sie nutzen können, um die Probleme einzuschätzen, die eine Funktionsstörung des Vagusnervs in Ihrem Leben verursacht. Sie können damit beginnen, die Funktion des Nervs zu bestimmen und einfache und wirksame Übungen, Hilfsmittel und Strategien anzuwenden, um die Funktion Ihres Vagusnervs zu verbessern. Das Arbeitsbuch können Sie – in englischer Sprache – kostenlos unter *www.vagusnervebook.com* herunterladen.

Im ersten Teil des vorliegenden Buches nehmen wir die Stressoren und Faktoren unter die Lupe, die die Aktivierung des Sympathikus vorantreiben. In diesem Teil können Sie mit mir zusammen sowohl die spezifischen Stressfaktoren, die Sie beeinflussen als auch den Ablauf der Ereignisse identifizieren, die Sie auf diesen Weg geführt haben. In meiner praktischen Arbeit hat sich ganz klar gezeigt, dass das Auftreten von Symptomen einer chronischen Erkrankung beinahe immer mit einem spezifischen stressigen oder herausfordernden Lebensereignis in Zusammenhang steht. Die Aufarbeitung des zeitlichen Ablaufs der bei Ihnen aufgetretenen Stressfaktoren kann Ihnen helfen, Ihre spezifischen Stressoren zu erkennen und deren Auswirkungen auf Ihr Leben zu verstehen. So erkennen Sie auch den potenziellen Auslöser, der zu Ihren möglichen Symptomen geführt hat.

Im zweiten Teil werden wir die besten Möglichkeiten zur Bestimmung der Vagusfunktion anschauen und besprechen, einschließlich eines tieferen Einblicks in die Herzratenvariabilität und im Hinblick auf den Einsatz tragbarer Geräte zur Gesundheitsüberwachung. Sobald wir wissen, wie Sie dahin kamen, wo Sie jetzt sind, können wir berücksichtigen, wo Sie gegenwärtig stehen und die Ausgangslage Ihrer Gesundheitsmarker bestimmen. Wir nutzen diese Basisdaten, um die Schritte festzulegen, mit denen wir Ihre Gesundheitsmarker voranbringen und verbessern. Hierbei helfen uns die Techniken, die im dritten Teil besprochen werden.

Im dritten Teil sehen wir uns spezifische Strategien und Hilfsmittel zur Verbesserung und Optimierung der Vagusfunktion an. Wir wiederholen kurz die Grundübungen, die in meinem ersten Buch besprochen wurden, doch der Fokus dieses Teils liegt in erster Linie auf der neuen Forschung sowie den Hilfsmitteln und Methoden, die sich als sehr vielversprechend erwiesen, und erstaunliche Veränderungen bei Menschen mit chronischen Krankheiten bewirkt haben. Bei einigen konnte bereits gezeigt werden, dass sie nachweislich unsere kognitiven Funktionen verbessern und unsere Leistungsfähigkeit fördern!

Tu es oder tu es nicht. Es gibt kein Versuchen.
– Meister Yoda

Es ist mir eine Ehre, Sie an meiner Arbeit teilhaben zu lassen und die Kraft dieses Nervs für Sie zu enträtseln. Ich hoffe, dass es mir im Laufe dieses Buches gelingt, Ihnen die besten verfügbaren Tools und Methoden an die Hand zu geben, damit Sie die nötigen Veränderungen anstoßen können, um länger gesund zu bleiben und Ihnen und Ihrer Familie das Beste zu liefern, was das Leben zu bieten hat!

TEIL 1

IDENTIFIZIERUNG DER STRESSFAKTOREN – VERSCHLECHTERUNG DER FUNKTION DES VAGUSNERVS

KAPITEL 1

STRESSFAKTOREN VERSTEHEN

Stellen wir uns einmal vor, Ihr Körper ist wie ein Auto mit zwei Pedalen – einem Gaspedal und einem zum Bremsen. Die meiste Zeit parkt dieses Auto mit angezogener Bremse, sodass es sich nicht bewegen kann, ohne dass jemand das Gaspedal betätigt. Wenn Sie losfahren wollen, lösen Sie zunächst die Bremse, schalten in den ersten oder den Rückwärts-Gang und treten dann auf das Gaspedal, um das Auto in die gewünschte Richtung zu steuern.

Während des Fahrens kommt es immer wieder vor, dass Sie eine höhere Geschwindigkeit brauchen, also treten Sie etwas stärker auf das Gaspedal – um das Auto neben Ihnen zu überholen, auf die Autobahn zu fahren oder einfach loszufahren, wenn die Verkehrsampel auf „Grün" springt.

Es kommt aber auch immer wieder vor, dass Sie auf die Bremse treten müssen – wenn Sie an eine rote Ampel oder ein Stoppschild kommen, wenn jemand Sie schneidet oder wenn Sie in der Stoßzeit im Stau stecken.

Beide Pedale sind notwendig, damit das Auto gut funktioniert. Wir brauchen das Gaspedal, wenn wir fahren und vorankommen müssen, um uns unserem Ziel zu nähern oder unsere

Aufgaben zu erledigen und wir brauchen die Bremse, wenn wir anhalten müssen, um die Kontrolle zu haben und sicherzugehen, dass wir alle Insassen und Fußgänger schützen.

Dies ist meiner Meinung nach eine perfekte Analogie, um das autonome Nervensystem im menschlichen Körper zu verstehen. Ohne ein „Gaspedal", einen Beschleuniger – den sympathischen Ast des autonomen Nervensystems – wären wir nicht in der Lage, uns effizient und effektiv durch das Leben zu bewegen. Ohne ein „Bremspedal" – den parasympathischen Ast des autonomen Nervensystems – wären wir nicht in der Lage, langsamer zu werden, unsere Bewegungen zu kontrollieren und zu stoppen, wenn es nötig ist.

Wenn beide Systeme perfekt arbeiten – das Gaspedal, das der Maschine/dem Motor signalisiert, das Auto mit verschiedenen Geschwindigkeiten zu bewegen und die Bremsen, um langsamer zu werden oder effizient und effektiv anzuhalten – können wir auf der Straße fahren und alle Insassen schützen. Mit dem Steuerrad können wir die Richtung, in die wir fahren wollen, bewusst bestimmen; das ganze System arbeitet also harmonisch und hilft uns, unser gewünschtes Ziel sicher und effizient zu erreichen.

Wir müssen auch in Betracht ziehen, was passieren kann, wenn das System nicht perfekt arbeitet, wie das der Fall ist, wenn wir auf eine Funktionsstörung und schließlich eine Krankheit zusteuern. Der Schlüssel ist hier die *Kontrolle*. Wir müssen langsamer werden und sogar anhalten können, wenn es notwendig ist und wir müssen bei Bedarf beschleunigen können.

Wir müssen auch in der Lage sein, langsamer zu werden und anzuhalten, wenn wir das Gefühl haben, dass das notwendig ist. Fährt ein Auto im Bereich einer Schule zu schnell, müssen wir langsamer werden, um zu einer sichereren Geschwindigkeit zu gelangen. Fährt ein anderes Auto vor uns auf einen Parkplatz, müssen wir anhalten können, damit es nicht zu einem Unfall kommt. Die Bremsen des Systems verleihen dem Fahrer die Kontrolle, um Sicherheit zu gewährleisten. Genauso haben wir ein parasympathisches Nervensystem, das uns langsamer werden lässt und uns ermöglicht, unsere Bewegungen zu kontrollieren. Um zu gewährleisten, dass dieses Kontrollsystem gut arbeitet, brauchen wir starke Bremsbeläge und Bremsscheiben sowie Bremsflüssigkeit, damit wir den Rädern signalisieren können, dass wir abbremsen müssen.

Stressfaktoren sind diejenigen Faktoren, die uns helfen, das „Gaspedal", den Beschleuniger, zu betätigen und das sympathische Nervensystem zu aktivieren. Traditionsgemäß bezeichnen wir das als Kampf- und Fluchtsystem, doch ich glaube, diese Beschreibung ist unvollständig. Um erfolgreich zu sein und uns zielführend zu bewegen, müssen wir dieses System aktivieren. Das sympathische Nervensystem mobilisiert uns und regt uns dazu an, eine bestimmte Leistung zu vollbringen. Es ist das System, das uns dazu antreibt, aufzustehen und loszulegen. Ebenso wie sich ein Auto ohne funktionsfähiges Gaspedal nicht auf einen Bestimmungsort zubewegen kann, könnte sich ein Mensch ohne funktionsfähiges sympathisches Nervensystem nicht auf ein Ziel zubewegen.

Stress kann sowohl positiv als auch negativ sein. Es gibt zwei Präfixe, die die Definition dieses Wortes verändern. „Eu-" kennzeichnet seine positive Ausrichtung, „Dis-" die negative Konnotation. Betrachten wir die Definition von „Eustress" und „Disstress".

Unter Eustress versteht man jede Herausforderung, die das sympathische Nervensystem anschaltet und Sie dazu aktiviert, sich in Richtung eines persönlichen oder beruflichen Ziels zu bewegen. Das Training für einen Marathon oder eine Radtour über 150 km würde als Eustress gelten. Ein neuer Kunde für Ihr Geschäft ist ein positiver Stressfaktor, da er zu Ihrem Einkommen oder Ihrem Wachstumsziel beiträgt. Wenn Sie eine bevorstehende Herausforderung in einem positiven Licht sehen – als Schritt zu einem größeren Ziel – gilt das als Eustress. Meist ist Eustress eine positive Herausforderung, die wir in unseren Gedanken selbst erzeugen. Wir setzen das Ziel, wir ergreifen die erforderlichen Maßnahmen, und das Universum verbündet sich, damit wir die entsprechenden Herausforderungen meistern können und bringt uns diesen Zielen näher.

Als Disstress betrachte ich jede Herausforderung, die Sie davon abhält, ein Ziel zu erreichen. Er kann ebenso in uns selbst erzeugt werden, hat jedoch oft eine äußere Quelle. Dann erleben wir diesen Disstress innerlich, der unsere Biologie und Biochemie so beeinflusst, dass wir nicht in eine gewünschte Richtung gehen können. Stress ist nicht grundsätzlich negativ, betrachten wir ihn jedoch aus dem Blickwinkel einer Herausforderung, die uns davon abhält etwas zu erreichen, kann er eine negative Kaskade und einen inneren Konflikt hervorrufen.

Das gilt insbesondere für schwere akute traumatische Ereignisse und chronischen Stress – Herausforderungen im Leben, die uns über einen langen Zeitraum negativ beeinflussen.

Traumatischer oder chronischer Stress fühlt sich so an, als würden wir das Gas- und das Bremspedal gleichzeitig betätigen. Dadurch behindern wir auf physiologischer Ebene unsere Fähigkeit zur Kontrolle. Das Gaspedal wird so stark betätigt, dass die Bremspedale sich abzunutzen beginnen. Wenn dies immer wieder über einen längeren Zeitraum geschieht, verschleißen sie vollständig, das Bremssystem des

Autos verliert erheblich an Effizienz und stellt seine Funktion möglicherweise ganz ein. Im Körper verhält es sich ähnlich. Wenn das sympathische Nervensystem aufgrund verschiedener Ursachen von chronischem Stress ständig aktiviert wird, erschöpft sich das parasympathische Nervensystem – vornehmlich der Vagusnerv – und kann das mobilisierte System nicht mehr so wirksam kontrollieren.

Glücklicherweise können wir dieses System wiederherstellen und wiederaufbauen, doch dafür ist einige Arbeit erforderlich.

Schritt 1 besteht darin, die Stressquellen zu identifizieren und sie in positive und negative Stressfaktoren einzuordnen.

Schritt 2 besteht darin, den Vagusnerv, den cholinergen antiinflammatorischen Signalweg (Mechanismus der neuronalen Entzündungskontrolle; Anm. d. Verlags) und das parasympathische System zu verstehen, um festzustellen, wie wirksam das Ruhe-, Verdauungs- und Erholungssystem wirklich funktioniert.

Schritt 3 besteht darin, wissenschaftlich gesicherte, wirksame Strategien für die Wiederherstellung des parasympathischen Nervensystems umzusetzen.

Befassen wir uns zuerst damit, diejenigen Stressfaktoren, die uns dabei helfen, auf ein Ziel zuzugehen (Eustress) sowie diejenigen, die dies verhindern (Disstress), zu identifizieren und einzuordnen.

KAPITEL 2

DIE ALLTÄGLICHEN STRESSFAKTOREN

Beginnen wir mit der Art von Stressfaktor, den wir im Allgemeinen als „Stress“ bezeichnen. Es handelt sich um die täglichen Herausforderungen, die jeder von uns in unterschiedlichen Graden erlebt. Dazu können finanzielle, beziehungsbedingte sowie arbeitsbedingte oder betriebswirtschaftliche Probleme gehören.

Ob es darum geht sicherzustellen, dass genügend Geld auf Ihrem Konto ist oder darum, dass Sie Ihr Investmentportfolio im Auge behalten müssen, von finanziellen Herausforderungen sind die meisten Menschen betroffen. Dieses Buch bietet keine Strategien zur Beseitigung von oder zum Umgang mit finanziellem Stress, aber hier sind ein paar meiner Lieblingsbücher, die genau dieses Thema behandeln:

- Ramit Sethi: Ich zeige dir, wie du reich wirst (FinanzBuch Verlag, München 2020)
- Garrett Gunderson, Killing Sacred Cows (zu Deutsch etwa: Heilige Kühe schlachten; derzeit nur in englischer Sprache erhältlich; Anm. d. Ü.)
- Robert T. Kiyosaki, Rich Dad, Poor Dad (FinanzBuch Verlag, München 2023)

Zu den beziehungsbedingten Herausforderungen können Kommunikationsprobleme zwischen Ehe- und Lebenspartnern, der tägliche Umgang mit den Bedürfnissen der Kinder oder die Betreuung eines geliebten Menschen gehören, dessen Gesundheit sich verschlechtert. Sie alle können sich schädlich auf unser Wohlbefinden auswirken, wenn man sie nicht effektiv bewältigt. Ich erlebe manche dieser beziehungsbedingten Herausforderungen und gebe mein Bestes, um sie ins Positive und zu Eustress zu verkehren. Ich bin der Trainer des Kinder-Baseball-Teams meiner Sechsjährigen und ich bin zurzeit der gewünschte Elternteil der Zweijährigen beim Schlafengehen. Gleichzeitig kümmern sich meine Eltern, die beide im Ruhestand sind, zu Hause um meine Großmutter, die schon fast 90 Jahre alt ist.

Herausforderungen in Bezug auf Liebesbeziehungen können besonders schwierig sein, da unsere Emotionen involviert sind. Wir sind hier am verwundbarsten, und eine mangelhafte Kommunikation oder eine negativ gelenkte Energie können sich verheerend auf unseren Stresspegel auswirken.

Wir können uns überglücklich fühlen, wenn wir zum erstem Mal einem Menschen begegnen, mit dem wir uns auf Anhieb zu verstehen scheinen – oft ist das in den ersten Monaten unser einziger Gedanke – während es sich wie ein Messer in der Brust anfühlen kann, wenn wir uns mit dieser Person streiten, uns hintergangen fühlen oder wenn eine Beziehung nicht funktioniert. Wie wir mit diesen Emotionen umgehen bestimmt, ob etwas positiv oder negativ ist – ob es sich also um Eustress oder Disstress handelt. Die folgenden sind meine Lieblingsbücher über das Thema Beziehungen und Kindererziehung/Elternschaft:

- John Gray, Männer sind anders. Frauen auch (Goldmann Verlag, München 1993)
- Shefali Tsabary, Entdecke dich selbst durch dein Kind (mvg Verlag, München 2020)
- David Deida, Der Weg des wahren Mannes (für die Männer; Goldmann Verlag, München 2024)

Stress bei der Arbeit oder im Geschäftsleben kann ebenfalls variieren. Ich habe Klienten, die täglich im Freien viele Stunden unter körperlichen Herausforderungen im Landschaftsbau arbeiten. Im Unterschied dazu betreiben andere Klienten Hedgefonds und verbringen die meiste Zeit des Tages im Büro. Der tägliche Stress kann daher kommen, dass man zur Arbeit pendeln muss, von Arbeitskollegen herausgefordert wird sowie dadurch, dass Aufgaben eventuell nicht auf dem gewünschten Niveau erledigt werden oder dass man nicht weiß, wer der nächste Klient sein wird.

Wenn Sie sich entscheiden, diese täglichen Herausforderungen als hilfreich dafür zu betrachten, sich einem positiven Ziel in Ihrem Leben zu nähern, ändert sich auch das Kopfkarussell. Das macht den Weg dafür frei, dass Sie diese Herausforderungen eher als Eustress statt als Disstress ansehen können.

KAPITEL 3

PSYCHISCHE STRESSFAKTOREN

Bei diesem nächsten Oberbegriff in Bezug auf Stressfaktoren geht es um Trauma und Herausforderungen im Kindesalter. In diesem Bereich von psychischem Stress sammeln sich potenzielle Auslöser und Probleme, die Schrammen und Kratzspuren auf den Linsen hinterlassen, durch die wir die Welt betrachten, wie ich gerne sage. Es gibt im Bereich „Psychischer Stress" zwei wichtige „Eimer" (eine Metapher für Dinge, die sich in einem bestimmten Bereich häufen; Anm. d. Ü.) mit denen wir uns etwas eingehender beschäftigen müssen: Belastende Kindheitserlebnisse, sogenannte ACE (von engl. *Adverse childhood events*) und schwere traumatische Ereignisse.

Man hat festgestellt, dass wir vor dem Alter von sechs Jahren noch kein echtes „Ich"-Bewusstsein besitzen. Unsere Eltern, Geschwister und nahen Angehörigen erleben wir in diesem frühen Lebensstadium einfach als eine Erweiterung von uns selbst. Ich beobachte das momentan, da meine älteste Tochter sechs Jahre alt wird und ich feststelle, dass sie begonnen hat, sich zu lösen und in einer Weise zu handeln, die darauf ausgerichtet ist, sich um sich selbst zu kümmern. Eine Veränderung findet stetig fortschreitend statt, doch die meisten Eltern, die diesen Prozess beobachtet haben, werden bestätigen, dass sich zwischen dem Alter von fünf und acht Jahren deutlich erkennbar etwas verschiebt, wenn Kinder unabhängiger werden und wesentlich besser auf sich selbst aufpassen können.

In den ersten vier bis fünf Lebensjahren entwickeln wir ein Verständnis für die Welt, in der wir leben, für unsere Beziehung zu den Menschen um uns herum, also praktisch dafür, wie Gesellschaft und soziale Dynamik funktionieren. Während dieser Zeit bildet sich unser Unterbewusstsein aus – der Teil unseres Bewusstseins, dessen wir uns meist nicht gewahr sind. Das erklärt, warum die meisten Menschen sich nicht bewusst an ihr Leben vor dem Alter von vier Jahren erinnern können und, warum wir diesen Teil unseres Verstandes nicht bewusst wahrnehmen, weshalb wir unbewusste Glaubenssätze über Sicherheit, Komfort, Wünsche, Bedürfnisse usw. entwickelt haben. Die Veränderung beginnt um das Alter von vier bis sechs Jahren herum, wenn wir beginnen, uns selbst als Individuum zu identifizieren.

Die Vorkommnisse zwischen der Geburt und dem Alter von sechs Jahren wirken sich tiefgreifend auf unser Glaubenssystem aus und darauf, wie wir die Welt sehen, während wir zu unabhängigen und funktionstüchtigen Erwachsenen heranwachsen. Diese Ereignisse formen und gestalten unseren Blick auf die Welt. Wie bereits erwähnt, können sie oft die Linsen verschrammen oder zerkratzen, durch die wir die Welt betrachten und beeinflussen, wie wir auf ähnliche oder uns triggernde Ereignisse als funktionstüchtige Erwachsene reagieren oder antworten. Belastende Vorkommnisse, die in den ersten sechs Lebensjahren stattfinden, sind oft hauptsächliche Auslöser für Probleme mit der psychischen Gesundheit und können häufig die Erklärung für negative oder übermäßig emotionale Reaktionen auf bestimmte Gesprächsthemen sein.

Die Rolle des Unterbewussten besteht darin, Sie zu schützen. Kindheitserlebnisse, durch die Sie sich verunsichert fühlten, sind oft der Auslöser für eine emotionale Regulationsstörung und schlechte Angewohnheiten, denen wir in unserem Leben Raum geben, obwohl wir es von der Logik her besser wissen. Wenn die finanzielle Situation für Ihre Eltern ein Problem war und Sie sich verunsichert fühlten, wenn Sie ein Spielzeug oder etwas zu essen haben wollten, dann kann das für Sie als Kind zu einem Trigger werden. Immer, wenn Ihre Partnerin oder Ihr Partner das Thema Finanzen oder finanzielle Probleme zur Sprache bringt, fühlen Sie sich eventuell verunsichert und kompensieren das damit, dass Sie laut werden, das Thema meiden oder etwas tun, um Ihren Dopaminspiegel anzuheben, etwa, dass Sie zum Kühlschrank gehen und sich etwas Leckeres in den Mund schieben, egal ob Sie Hunger haben oder nicht.

Sicherheit ist die Grundlage der Polyvagaltheorie, die zuerst Dr. Stephen Porges vorgestellt, definiert und bahnbrechend erklärt hat. Dr. Porges nimmt an, dass der Hirnstamm der Filterpunkt ist, der bestimmt, auf welche Gehirnbereiche wir Zugriff haben, und dies aufgrund des Zustands, in dem sich unser Körper befindet. In einem geschützten Rahmen können wir auf höhere kortikale Funktionen zugreifen – Exekutivfunktionen, logisches Denken und den präfrontalen Kortex. Wenn wir in Gefahr sind, erlaubt uns die Aktivierung des Hirnstamms nur den Zugriff auf primitive Abwehrsysteme – das Reptiliengehirn, das eine Barriere errichtet, wenn wir uns herausgefordert fühlen und das sympathische Nervensystem aktiviert – also Kampf oder Flucht.[1]

Die Polyvagaltheorie ist einzigartig, denn zusätzlich zu der Erkenntnis, dass zum einen geschützte Räume den Parasympathikus und höhere kortikale Funktionen und zum anderen

Zustände von Gefahr die Aktivierung des Sympathikus steuern und die Kampf- oder Fluchtreaktion auslösen, identifiziert sie einen dritten Zweig, der eine sogenannte *Freeze*-Reaktion auslöst, das Erstarren bei Stress. Diese Reaktion tritt auf, wenn wir uns in einer akuten, hochgradigen Stresssituation befinden, in der wir nicht in der Lage sind zu kämpfen oder vor der Bedrohung zu fliehen. Diese Situation löst einen Abschaltkreis aus, der eine zweite Verteidigungsebene beinhaltet. Ein Mensch, der in einer *Freeze*-Reaktion erstarrt, versucht einfach nur am Leben zu bleiben.

Aus diesem Zustand kommt eine Person nur mit Sicherheitssignalen heraus, und das kann nicht erzwungen werden. Es müssen physiologische Signale eingesetzt werden – wie eine Verlangsamung der Atmung, eine stärkere Intonation beim Sprechen sowie Laute, die mit Sicherheit assoziiert werden können – diese Impulse und Strategien werden wir im dritten Teil besprechen.

Die psychischen Stressfaktoren bilden sich als erste und sind die am häufigsten auftretende Form von Stressfaktoren, weil sie gleichzeitig mit der Entwicklung unseres Unterbewusstseins und den emotionalen Steuerungszentren des Gehirns – dem Mandelkern (Amygdala) und dem Hypothalamus – entstehen. Es handelt sich hierbei um erlernte Reaktionen, und diese bestimmten Schaltkreise werden während der hochgradig neuroplastischen Entwicklung während der Kindheit und in unseren jüngeren Jahren gebildet. Das erklärt die physiologischen Reaktionen, die wir als Erwachsene bei einem Gefühl von Gefahr haben können oder bei Bedrohungen, die denjenigen aus unserer Kindheit ähneln, und zur Aktivierung des Abschaltkreises und zum Erstarren in der *Freeze*-Reaktion führen.

Eine Kindheit in Sicherheit und Geborgenheit führt oft zu einem ausgeglichenen Menschen, der in den meisten Fällen eine höhere Funktionsfähigkeit zeigt, da die neuronalen Schaltkreise für Sicherheit und höhere kortikale Funktionen stark entwickelt sind. Eine Kindheit voller Erlebnisse von Gefahren und negativen Emotionen führt oft zu einem Erwachsenen, der zu einer Aktivierung des Sympathikus neigt, da die neuronalen Schaltkreise sich so entwickelt haben, dass sie eher zu einer Kampf- oder Fluchtreaktion führen. Das kann physiologische Reaktionen auslösen, die mit Funktionsstörungen und Krankheiten einhergehen.

Psychische Stressfaktoren, insbesondere in der Kindheit, aber auch während traumatischer Ereignisse im späteren Leben, können den Blickwinkel beeinträchtigen, aus dem wir die Welt betrachten. Sie können den Weg für eine schnelle Sympathikus-Reaktion ebnen und das erklärt die Unterschiede, wie manche Menschen mit einem höherem Stressniveau umgehen. Das ist ein sehr wichtiger Teil des „Stresseimers" und oft verantwortlich für seine Größe sowie den ersten Teil, mit dem er gefüllt wird.

Um den psychischen Stressfaktor zu adressieren ist es wichtig, dass wir uns folgende Frage stellen: Welche Geschichte erzähle ich mir selbst über diese Situation? Welche Geschichte denke ich mir hinsichtlich dieser Situation aus, die dazu führt, dass es mir so geht?

KAPITEL 4

PHYSISCHE STRESSFAKTOREN

Physische Stressfaktoren sind meiner Meinung nach ein häufig fehlendes Teil im Puzzle der Stressfaktoren, mit denen wir es im Leben zu tun haben. Sie sind ein interessantes Teil, denn das ist ein Bereich, bei dem man potenziell übertreiben oder den man völlig auslassen kann.

Zum physischen Stress gehört jede Herausforderung für unseren Körper, die uns daran hindert, dass wir uns optimal bewegen sowie die Gesundheit der Muskeln und des Skeletts unterstützen können. Das Besondere beim physischen Stress ist, dass die zu geringe Auslastung eher ein Problem ist als die Überbeanspruchung, insbesondere bei unserer von Bequemlichkeit bestimmten und eher sitzenden Lebensweise.

Bewegung ist von größter Bedeutung für die Existenz des Lebens. Selbst das Pflanzenreich hält sich an diese Lebensregel. Wir bezeichnen Pflanzen als „heliotrop", die ihre Blüten oder Blätter zu den unterschiedlichen Tageszeiten nach der Sonne ausrichten. Sonnenblumen wenden sich ihr den ganzen Tag zu, während andere Pflanzenarten ihre Blätter zur Morgen- oder Mittagssonne drehen, um sie der optimalen Sonneneinstrahlung und der höchstmöglichen Photosynthese auszusetzen.

Ebenso sind Menschen dafür geschaffen, Zeit im Freien zu verbringen – in der Sonne. Die meisten von uns gehen nicht oft genug nach draußen und bewegen sich nicht genug, um wirksam Energie zu erzeugen und zu nutzen. Eine sitzende Lebensweise ist nachweislich ein Vorbote der häufigsten Ursachen für Krankheit und Tod, nämlich Herzkreislauferkrankungen, Krebs und Stoffwechselkrankheiten.

Wenn wir uns nicht genug bewegen, liefern wir unseren Muskeln keinen Grund, wirksam zu funktionieren. Unzureichende Bewegung führt zum Verlust von Muskelmasse und Muskelkraft, was insbesondere nach dem Alter von 40 Jahren offensichtlich ist, für das besonders gut dokumentiert wurde, dass Menschen pro Jahr ein bis drei Prozent ihrer mageren Muskelmasse sowie jedes Jahr zwischen drei und zehn Prozent ihrer Muskelkraft verlieren.

Die Muskulatur ist das Organ der Langlebigkeit. Dr. Gabrielle Lyon, die Gründerin des *Center for Muscle-Centric Medicine* (Zentrum für muskelzentrierte Medizin) und Autorin des Buches *Forever Strong* (zu Deutsch: Für immer stark; Anm. d. Ü.), die Hauptvertreterin dieses Konzepts betont, dass die Forschung in diesem Punkt sehr eindeutig ist. Muskeln sind ein unglaublich wichtiges inneres Organ und der wirksamste Zelltyp wenn es darum geht, Insulin- und Blutzuckerspiegel auszugleichen. Fehlgesteuerte Insulin- und Glukose-Stoffwechsel liegen oft chronischen Krankheiten und gesundheitlichen Problemen zugrunde. Mit zunehmendem Alter steigt die Wahrscheinlichkeit, dass sich der Muskelabbau beschleunigt, weshalb es so wichtig ist, dass wir uns lebenslang auf gesunde Weise bewegen. Der Verlust von Muskelmasse ist keine unumstößliche Tatsache, Muskeln können individuell wiederaufgebaut werden – also nehmen Sie das als Motivation, aufzustehen und sich zu bewegen.

Sie brauchen nicht in ein professionelles Kraft- und Konditionierungs- oder Bodybuilding-Programm einzusteigen, und tatsächlich wirken sich physische Stressfaktoren auf Athleten anders aus (Überlastung und Verletzung). Drei bis fünf Mal in der Woche 30 Minuten lang zu gehen hat sich bereits als unendlich wertvoll erwiesen. Das Körpergewichtstraining ohne zusätzliches Gewicht ist eine der besten Möglichkeiten, die uns allen offensteht und es verlangsamt den Muskelabbau sehr wirksam. Die wichtigste Erkenntnis ist, dass eine sitzende Lebensweise Ihrer Gesundheit schadet und eine Hauptquelle von Disstress darstellt, wohingegen etwas tägliche Bewegung notwendig zur Erhaltung der Muskelmasse und zur Unterstützung für ein langes Leben ist.

Die andere Seite der Medaille ist die physische Überanstrengung. Athleten und Wochenendsportler neigen zur Übertreibung und vergessen oft die Erholungszeit, die nach einem Sportevent erforderlich ist. Das bedeutet überhaupt nicht, dass Sport eine schädliche Betätigung ist, sondern lediglich, dass oft die Erholung übersehen wird, obwohl sie notwendig ist, damit der Körper nach dem Stressfaktor Bewegung wieder Kräfte sammeln kann.

Nach einer Radtour von Toronto zu den Niagarafällen (eine 140-km-Herausforderung, der ich mich bisher zweimal mit ein paar wunderbaren Freunden gestellt habe), nahm ich mir ein paar Tage, um mich zu erholen und dem Körper die Zeit zu gönnen, die er für den Erholungsprozess brauchte, da es bei mir unweigerlich zu einer Überforderung der Muskulatur gekommen war, die auch dazu geführt hatte, dass Nährstoffe und Elektrolyte aufgebraucht wurden. Eine kürzere und langsamere Erholungsrunde nach zwei oder drei Tagen war nach dieser Herausforderung alles, was während der folgenden Woche auf meinem Trainingsplan stand.

Das ist auch in den akuten Phasen des Trainings wichtig, weshalb eine Ruhezeit von 60 bis 180 Sekunden zwischen den Sätzen eines Krafttrainingsprogramms erforderlich ist. Dehnen und Kältetherapie sind nach einer Sportveranstaltung notwendig. Während der Durchführung kommt es tatsächlich zu einem raschen Schwund von Muskelgewebe und zur Erschöpfung von Makro- und Mikronährstoffen. Dies führt unweigerlich dazu, dass sich Nebenprodukte des Zellstoffwechsels bilden, die beseitigt und in ausscheidbare Stoffe umgewandelt werden müssen, sodass der Körper entgiftet wird. Dazu kann es nur kommen, wenn wir die Erholungsmechanismen aktivieren und uns nach den genannten Aktivitäten in einen parasympathischen Zustand bringen. Atmen ist die wichtigste Maßnahme für diese Zustandsveränderung und eine der Hauptmethoden, die wir in späteren Kapiteln besprechen werden.

Körperliche Traumata sind ein weiterer wichtiger Bereich innerhalb des physischen Stresses, um den man sich kümmern muss. Sie werden massiv übersehen, wenn es um den Ablauf chronischer Krankheiten geht. Gehirnerschütterung und Schädel-Hirn-Trauma sowie Autounfälle, Operationen und heftige Gewalteinwirkung sind wichtige Ursachen für physischen Stress. Solche Verletzungen bringen unseren Körper leichter in einen vom Sympathikus beherrschten Zustand und können allein wegen der Menge an Entzündungen, die sie verursachen, den Erholungsprozess deutlich verlangsamen. Da diese Stressfaktoren akut und schwerwiegend sind, können sie den sprichwörtlichen Stresseimer ziemlich schnell füllen.

Der Mechanismus, durch den eine Gehirnerschütterung oder ein Schädel-Hirn-Trauma das autonome Nervensystem, speziell den parasympathischen Ast und den Vagusnerv beeinträchtigt, funktioniert über die Scherkräfte, welche die Axone der Zellen (Fortsätze einer Nervenzelle, der elektrische Nervenimpulse vom Zellkörper wegleitet; Anm. d. Verlags), die vom Hirnstamm, insbesondere vom *Nucleus tractus solitarii* (NTS) ausgehen, beschädigen. Der NTS ist der primäre afferente Kern des Vagusnervs im Hirnstamm, über den Signale aus den peripheren Organen in das zentrale Nervensystem (ZNS) gelangen und Informationen über Entzündungen und Organfunktionen vermitteln.

Die vom NTS ausgehenden Axone sind besonders anfällig für Kopfverletzungen oder Schleudertraumata, da der Körper sich der Kraft, mit der der Kopf in nahezu jede Richtung geschleudert wird, entgegenstellt, sie zu kompensieren und die bereits eingenommene Position zu halten versucht. Der Widerstand der Beschleunigungs-/Verzögerungskraft des Kopfes, der sich in eine Richtung bewegt, während der Körper versucht, seine aktuelle Position zu halten, erzeugt eine Anfälligkeit am Hirnstamm und der Wirbelsäule. Das Gewicht des Kopfes macht die obere Halswirbelsäule und den Hirnstamm gegenüber diesen entgegengesetzten Kräften äußerst verwundbar. Das führt zu einer Scherkraft auf dieser Ebene, die wahrscheinlich eine diffuse axonale Verletzung verursacht, ein Durchschneiden des längsten Teils des Neurons, was dazu führt, dass dieses keine neuronalen Signale mehr senden kann.

Bei 56 Prozent der Fälle eines moderaten Schädel-Hirn-Traumas (SHT) und 90 Prozent der Fälle von Patientinnen und Patienten mit einem schweren SHT wurde das Vorliegen einer diffusen axonalen Verletzung festgestellt. Jedes SHT und jede Gehirnerschütterung in der Vergangenheit muss daher ganz eindeutig als potenzieller Auslöser oder als Grundursache bei der Pathogenese einer Fehlfunktion des Vagusnervs sowie der aus dieser Art der Verletzung folgenden Unfähigkeit, Entzündungsprozesse zu kontrollieren in Betracht gezogen werden.

Es ist besonders wichtig zu beachten, dass diese Verletzungen nicht neu sein müssen ... je jünger die Verletzung, desto wahrscheinlicher ist es, dass sie mit der akuten Fähigkeit, mit Entzündungen umzugehen, zusammenhängt; jedoch können erhebliche Verletzungen mit axonalen Schäden dazu führen, dass diese Probleme mit der Zeit die Lebensqualität eines Menschen beeinträchtigen, der an einer chronischen Entzündung leidet.

Wenn es um ein physisches Trauma geht, sind Belastbarkeit und Erholung die Devise. Die Erholung von diesen physischen Traumata geht bei Menschen mit sitzender Lebensweise oder einem höheren Körperfettanteil und Bewegungsmangel langsamer voran. Daher besteht erst recht Anlass, für ein relativ gutes Bewegungsverhalten und Muskelkraft zu sorgen, da diese wichtig für die Widerstandsfähigkeit des Körpers sind.

Der letzte Bereich von physischem Stress, der für den Stresszustand des Körpers wirklich wichtig ist, ist die körperliche und mechanische Funktion der Atmung. Wir atmen im Durchschnitt jeden Tag mehr als 21 000-mal, doch die Atemzüge können zwischen 12 000 bei jemandem mit einem sehr effizienten Atemmuster bis zu 30 000 bei Menschen mit einem dysfunktionalen Atemmuster liegen. Die Mechanismen eines effektiven Atemmusters sind unverzichtbar, damit wir zwischen dem parasympathischen und dem sympathischen Zustand hin und her wechseln können. Es ist daher ganz wichtig festzustellen, dass die meisten Menschen, insbesondere diejenigen, die chronisch krank sind, nicht richtig, effizient oder effektiv atmen.

Wenn es um physischen Stress durch falsche Atmung geht, muss man sich mit drei Bereichen des Körpers befassen – der erste ist der Nasengang, der zweite die Mundhöhle und der dritte das Zwerchfell. Der Nasengang ist unser primärer Atemweg. Wir haben Haare im Bereich des Naseneingangs als Luftfilter gegen Feinstaubteilchen und potenzielle Allergene von außen entwickelt. Wir haben keine Haare im Mund und keine Zähne in der Nase. Die Nase dient der Atmung und der Mund der Nahrungsaufnahme. Doch es ist großartig, dass wir, sollte der Nasengang blockiert sein oder aus physischen Gründen keine Luft durchlassen, durch den Mund atmen können.

Die Nasenatmung senkt die Atemfrequenz, und das ist die wirksamste Möglichkeit, um in den parasympathischen Zustand zu wechseln. Wenn wir keine großen Sauerstoffmengen benötigen, weil wir keine körperlich anspruchsvolle Tätigkeit ausüben, ist die Nasenatmung ausgezeichnet geeignet, um die Atemfrequenz niedrig zu halten und den Vagusnerv zu aktivieren, der dafür sorgt, dass wir im Zustand der Ruhe/Verdauung/Erholung bleiben. Ein blockierter oder unzureichend funktionierender Nasengang spielt eine erhebliche Rolle dabei, dass unser Zustand in Richtung von Kampf oder Flucht des Sympathikus verschoben wird.

Die häufigsten Gründe für eine ineffektive Nasenatmung sind eine Nasenscheidewandverkrümmung und verstopfte Nasennebenhöhlen, beides Herausforderungen, von denen ich persönlich betroffen war. Eine Nasenscheidewandverkrümmung zu beheben ist eine besondere Herausforderung, da sie das Ergebnis einer suboptimalen Entwicklung der Knochen und Knorpel ist, von denen sie gebildet wird. Die Ursache kann eine Verletzung sein (ich erlitt im Alter von vier Jahren einen Nasenbeinbruch, als ich von einem Baseballschläger mitten ins Gesicht getroffen wurde) und auch, dass sich die Zunge bei einer passiven Nasenatmung beständig in einer schlechten Position befindet.

Die Position der Zunge wird oft übersehen und nicht beachtet – daher sollten Sie daran zuallererst denken, wenn Sie zu den

Menschen gehören, die durch den Mund atmen. In entspanntem und ruhigem Zustand sollten wir ausschließlich durch die Nase atmen. Dabei sollte sich der vordere Teil der Zunge vorn am harten Gaumen befinden, hinter den oberen Schneidezähnen in der Mitte. Die Nasenscheidewand verknöchert in den ersten 12 Lebensjahren und wird aufgrund des Drucks der auf dem Dach der Mundhöhle ruhenden Zunge gebildet. Das gilt insbesondere dann, wenn wir schlafen, da wir in der Zeit nicht essen, sprechen oder Sport treiben. Idealerweise ruht die Zunge mit leichtem Druck auf dem Gaumen und zwingt uns, durch die Nase zu atmen. Eine Nasenscheidewandverkrümmung hängt eng mit Mundatmung in der Kindheit zusammen und ihre Korrektur ohne operativen Eingriff ist bei Erwachsenen ziemlich schwierig.

Verstopfte Nasennebenhöhlen können auch als Nebeneffekt bei einer Nasenscheidewandverkrümmung auftreten, hängen aber ebenfalls eng mit der Mundatmung zusammen. Die Atmung durch den Mund führt zu Mundtrockenheit, die Nasenatmung verringert eine Verstopfung der Nase und der Nebenhöhlen. Es ist ein Teufelskreis: Die Atmung durch den Mund führt zu einer verstopften Nase, und ein blockierter Nasengang macht die Mundatmung erforderlich. Das ist schwierig zu beheben; Sie müssen aktiv auf Ihr Atemmuster achten und es regelmäßig ändern. Sobald Sie regelmäßiger durch die Nase zu atmen beginnen, bessert sich die Verstopfung der Nase erheblich, doch die anfänglichen Veränderungen müssen aktiv angestoßen werden.

Das Zwerchfell ist der primäre Atemmuskel, wird jedoch von den meisten Menschen tendenziell zu wenig genutzt. Die meisten von uns nutzen tatsächlich häufiger sekundäre Atemmuskeln als das Zwerchfell, um das Atmen zu steuern. Unter den sekundären Atemmuskeln versteht man die zwischen den Rippen gelegenen Interkostalmuskeln, den Trapezius und die Rhomboidmuskeln zwischen Schultern und oberem Rücken sowie die Muskeln, die die Wirbelsäule mit den Rippen verbinden, die sogenannten „Skalenusmuskeln" (Treppenmuskeln). Werden diese sekundären Muskeln überbeansprucht, werden die Atemzüge kürzer und flacher und die Halsmuskeln sowie die oberen Rückmuskeln stärker angespannt.

Ein einfacher Test, um festzustellen, welche Muskeln Sie aktuell nutzen, ist folgender: Legen Sie eine Hand auf den oberen Brustbereich und die andere auf den Bauch. Schließen Sie die Augen und nehmen Sie einen normalen Atemzug. Achten Sie darauf, welche Hand sich beim Ein- und beim Ausatmen bewegt. Bewegt sich die Hand auf der Brust beim Einatmen, nutzen Sie Ihre Atemhilfsmuskeln und verlagern Ihren Zustand in Richtung Sympathikus. Bewegt sich die Hand auf dem Bauch beim Einatmen zuerst, dann wird eher das Zwerchfell eingesetzt und Sie verlagern Ihren Zustand in Richtung Parasympathikus. Diesen Test können Sie jederzeit nutzen, um sich Ihr Atemmuster sowie den Zustand, in dem Sie sich befinden (sympathisch oder parasympathisch) zu vergegenwärtigen. Sie können sich mithilfe dieses Tests bewusst auf das Zwerchfell konzentrieren und durch die Nase atmen, um Ihren Zustand zu verändern.

Eine unwirksame Atemmechanik ist ein unmittelbarer physischer Stressfaktor sowie einer, den wir mit großer Sicherheit übersehen. Ihr Ziel im Hinblick auf die Atmung sollte die Konzentration auf ein langsameres Atmen durch die Nase und über das Zwerchfell sein. Wir werden spezielle Atemübungen in späteren Kapiteln besprechen und dort lernen Sie auch Übungen kennen, die Sie sofort umsetzen können.

KAPITEL 5

BIOCHEMISCHE STRESSFAKTOREN

Die letzte Kategorie der Stressfaktoren, mit denen wir uns befassen, sind die biochemischen, die Art von Stress, die im Laufe der letzten 10 bis 15 Jahre ins Rampenlicht gerückt ist – im Zuge des ständig steigenden Einsatzes von Chemikalien und Plastik, der umfangreichen Erforschung des Mikrobioms, des erheblich besseren Verständnisses von Ernährung sowie des zunehmenden Wissens darüber, wie die Technologie und verschiedene Radiowellen und elektromagnetische Frequenzen unsere Biologie beeinträchtigen können. In diesem Abschnitt gehen wir näher auf einige der besser erforschten Formen von biochemischem Stress ein, die den Vagusnerv beeinträchtigen und bewirken, dass unser Körper dauerhaft in einem Zustand der Sympathikus-Aktivierung bleibt.

Ernährung und die Funktion der Mitochondrien

In Bezug auf den Anteil der Ernährung am biochemischen Stress, der den Vagusnerv beeinträchtigt, müssen wir zwei ganz besondere Bereiche behandeln. Der erste Bereich sind die Nährstoffe, die wir brauchen, obwohl viele Menschen hier einen Mangel haben, und der zweite sind die Ernährungsgewohnheiten, die unser Zellsystem sowie alle Körpersysteme in Disstress versetzen und die auch das Entzündungssystem aktivieren können.

Der Vagusnerv nutzt Acetylcholin als einzigen Neurotransmitter – den chemischen Botenstoff, der die Informationen von einer Nervenzelle an jede andere Zellart weiterleitet. Acetylcholin wird im ganzen Körper für verschiedene andere Prozesse eingesetzt, insbesondere für die nervale Steuerung der Muskelfunktion und zur Regulierung der Immunzellen.

Acetylcholin wird im Körper aus Acetyl-Coenzym A (Acetyl-CoA) und Cholin gebildet. Acetyl-CoA ist sehr wichtig für die Erzeugung von Zellenergie in den Mitochondrien. Jede Zelle unseres Körpers enthält Mitochondrien, die „Kraftwerke" oder „Batterien" der Zelle. Die Rolle der Mitochondrien besteht darin, Zellenergie, bekannt als ATP (aufgeschlüsselt Adenosintriphosphat) – zu bilden, ein Adenosinmolekül, das an drei Phosphatgruppen gebunden ist. Die Bindungen jedes Phosphats enthalten eine große Menge an potenzieller Energie und wenn eine von ihnen aufgebrochen wird (ATP = ADP + P), setzt sie Energie frei, mit der die Zelle ihre spezifische Aufgabe im Körper erfüllen kann. Ohne ATP ist das nicht möglich.

Wesentlich für die Bildung von ATP sind Kohlenhydrate (Glukose) und Fette (Triglyceride und Fettsäuren). Die Glukose durchläuft im Zytoplasma der Zelle einen als „Glykolyse" bezeichneten Prozess, bei dem ein aus sechs Kohlenstoffatomen bestehendes Molekül in zwei Moleküle mit je drei Kohlenstoffatomen aufgespalten wird, die als „Brenztraubensäure" oder „Pyruvat" bezeichnet werden. Das Pyruvat wird dann in die Mitochondrien gebracht, wo es in das Substrat Acetyl-CoA umgewandelt wird.

Acetyl-CoA hat mehrere Funktionen in der Zelle. Die erste ist, in den Mitochondrien einen Prozess, den sogenannten „Krebs-“ oder „Zitronensäurezyklus“ in Gang zu setzen. Dieser Prozess soll große Mengen NADH und $FADH_2$ erzeugen; diese beiden Moleküle treten dann zur ATP-Bildung in die Elektronentransportkette ein. Die zweite Funktion von Acetyl-CoA ist, die Mitochondrien zu verlassen und den ersten Teil des betreffenden Moleküls zu bilden – Acetylcholin.

Für den Glykolyseprozess (Glukose → Pyruvat → Acetyl-CoA) sind einige sehr wichtige Mikronährstoffe erforderlich – die Vitamine B_1 und B_3, Chrom, Liponsäure und CoQ10 führen diese Liste an. Ernährungsweisen, die diese Nährstoffe nicht enthalten, können dazu führen, dass der Abbau von Glukose weniger effizient erfolgt. Der verringerte Glukoseabbau über einen längeren Zeitraum führt dann wahrscheinlich zu einer Insulinresistenz, die ein wichtiger Stressfaktor für den Körper ist, sowie zu einer geringeren Bildung von Acetyl-CoA.

Acetyl-CoA entsteht auch durch den Abbau von Fettsäuren, Glycerol und Cholesterin. Sobald unser Körper die Fettsäuren über den Darm verdaut oder sie den Fettzellen entnommen hat, müssen die freien Fettsäuren verbraucht werden, damit es im Kreislaufsystem nicht zu einem Entzündungsprozess kommt. Wir können die Fettsäuren zur Bildung von Acetyl-CoA in den Mitochondrien nutzen. Bei Aufnahme eines Lipoproteins (also eines Transportmoleküls, das Fettsäuren oder Cholesterin enthält) in die Zelle muss die Fettsäure in die Mitochondrien transportiert werden; für diesen Prozess ist ein Nährstoff, das sogenannte „Carnitin“, erforderlich.

Um die Fettsäuren in die Mitochondrien zu bringen, brauchen wir einen gut funktionierenden Carnitin-Shuttle, ein spezifisches Carnitin-Transportsystem. Dafür muss in unseren Zellen ein optimaler Carnitinspiegel vorliegen sowie Butyrat, ein

Nebenprodukt der symbiotischen Darmbakterien, um den Prozess zu erleichtern.

Carnitin kann im Körper selbst gebildet werden, doch Nahrungsquellen tragen zur Sicherstellung eines optimalen Spiegels bei. Zu den besten Quellen für Carnitin gehören etwa Rindfleisch, Schweinefleisch, Geflügel und Milchprodukte. Im nächsten Teilabschnitt befassen wir uns mit Butyrat im Zusammenhang mit dem Mikrobiom und einer optimalen Darmfunktion.

Sobald genügend Acetyl-CoA für die Aufnahme in den Krebszyklus und zur leichteren ATP-Produktion in den Mitochondrien gebildet ist, liegt ein prozentualer Anteil davon in den Mitochondrien vor und rüstet sich für die Verbindung mit Cholin zur Bildung des Neurotransmitters Acetylcholin.

Der Mangel an B-Vitaminen und vielen dieser wichtigen Nährstoffe ist bei einer auf stark verarbeitete Fertiggerichte konzentrierten Ernährungsweise ein weit verbreitetes Problem. Wenn diese wichtigen Nährstoffe aus Nahrungsquellen fehlen und aufgrund eingeschränkter Bewegung und mangelhafter Qualität der Muskelzellen nicht wirksam genutzt werden können, führt das zu einer mitochondrialen Funktionsstörung. Dysfunktionale Mitochondrien stellen einen wichtigen Schritt in der Entzündungskaskade dar und führen zu einem vorzeitigen Zelltod und zu Krankheit. Es kommt auch zu einer verminderten Bildungskapazität von Acetyl-CoA und somit Acetylcholin (ACh). Ein ACh-Mangel führt dann zu einer mangelhaften Signalkapazität beim Vagusnerv sowie bei anderen Nerven und Zellen, deren wichtigstes Signalmolekül ACh ist.

Cholinmangel

Cholin, das zweite für die Bildung von ACh erforderliche Molekül, gelangt auf einem viel einfacheren Weg in die Zelle. Es ist ein wesentlicher Nahrungsbestandteil, das heißt, wir können Cholin nicht selbst bilden und müssen es durch die Ernährung oder durch Nahrungsergänzungsmittel zuführen.

Das Problem daran ist, dass wir Menschen einen chronischen Mangel an diesem wichtigen Nährstoff haben. Zahlreiche Studien kamen zu dem Schluss, dass etwa 90 Prozent der nordamerikanischen Bevölkerung zu wenig Cholin aufnehmen und einen niedrigen Cholinspiegel haben.

Cholin gelangt über den Darm ins Blut und wird über einen Cholin- und Natrium (Na^+)-Transporter in die Zellen aufgenommen. Wir brauchen also auch Natrium, um Cholin in die Zelle transportieren zu können, wo es mit Acetyl-CoA verbunden werden kann, um schließlich ACh zu bilden. Natrium führen wir hauptsächlich über Salz und andere Elektrolytquellen zu.

Es gibt ein paar unterschiedliche zusätzliche Cholinquellen, alle mit ähnlichen Absorptions-, aber unterschiedlichen bakteriellen Stoffwechselraten. Cholinbitartrat, Cholinchlorid, L-α-Glycerylphosphorylcholin (Alpha-GPC) und Phosphatidylcholin sind Formen von Cholin, die ergänzt werden können. Bei allen vier Formen steigt der Cholinspiegel im Blut innerhalb von zwei bis sechs Stunden ähnlich schnell und alle sinken ziemlich rasch nach sechs Stunden ab.

Unterschiede bei den vier Formen der Cholin-Supplementierung bestehen beim bakteriellen Stoffwechsel und der Bildung des bakteriellen Metaboliten Trimethylamin-N-oxid (TMAO). TMAO ist mit einem höheren Risiko für Herz-Kreislauferkrankungen in Verbindung gebracht worden – zwar nicht als ursächliches Problem, doch ein aus dem bakteriellen Stoffwechsel stammendes höheres TMAO wird mit Veränderungen im Cholesterinspiegel, entzündlichen Zytokinspiegeln, einer endothelialen Funktionsstörung in den Blutgefäßen sowie einer Aktivierung der Thrombozyten in Zusammenhang gebracht. Ein höherer TMAO-Spiegel kann Herz-Kreislauferkrankungen vielleicht nicht verursachen, steht aber eindeutig damit in Zusammenhang.[2]

Es wurde festgestellt, dass die Zufuhr von Cholinbitartrat und Cholinchlorid, den Salzen von Cholin, im Zusammenhang mit einem höheren TMAO-Spiegel steht. Alpha-GPC zeigte sehr wohl eine leichte Erhöhung von TMAO, jedoch von den supplementären Formen den geringsten Anstieg. Bei Phosphatidylcholin aus Eiern stieg TMAO fast gar nicht an, und es wurde festgestellt, dass diese spezielle Nahrungsquelle die beste Option ist, um einen niedrigeren TMAO-Spiegel sicherzustellen.[3]

Männliche Erwachsene benötigen mindestens 550 mg Cholin pro Tag, bei Frauen sind es zwischen 400 und 425 mg täglich. Auf der folgenden Seite finden Sie eine Tabelle mit den elf besten Nahrungsquellen für Cholin.

Die 11 besten Nahrungsquellen für Cholin*

Nahrungsquelle	Milligramm (mg pro Portion)	Tageswert in Prozent
Rinderleber, gebraten, 85 g	356	65
Ei, hart gekocht, 1 großes Ei	147	27
Rinderschmorfleisch aus der Keule, teilweise mager, geschmort, 85 g	117	21
Sojabohnen, gebraten, 90 g	107	19
Hühnerbrust, gebraten, 85 g	72	13
Rinderhackfleisch, Magerstufe 93 %, gegrillt, 85 g	72	13
Fisch, Kabeljau, aus dem Atlantik, trockenes Garverfahren, 85 g	71	13
Ofenkartoffeln, rot, mit Schale, eine große Kartoffel	57	10
Weizenkeime, geröstet, 28 g	51	9
Kidneybohnen, aus der Dose, 85 g	45	8
Quinoa, gekocht, 185 g	43	8

* Quelle: https://ods.nih.gov/factsheets/Choline-HealthProfessional

Es ist ganz klar, dass die Bildung von Acetyl-CoA und das Vorliegen von Cholin für die optimale Funktion des Vagusnervs absolut notwendig sind. Defizite bei einem von ihnen oder bei den Co-Faktoren, die die Bildung dieser Nährstoffe unterstützen, sind ein Stressfaktor, der die Gesundheit des Vagusnervs beeinträchtigt.

Nehmen Sie sich etwas Zeit, um Ihren Speiseplan, Ihre Ernährung sowie den Stand Ihrer Nahrungsergänzungen zu überprüfen, um festzustellen, ob Sie hier ein Problem haben oder ob eine Verbesserung angebracht sein könnte und versuchen Sie dann, Ihre Gesamtnährstoffbilanz zu verbessern. Meine bevorzugte App zur Ernährungsüberwachung heißt *Cronometer* (ich stehe damit in keiner geschäftlichen Verbindung),

DIE PRODUKTION VON ACETYLCHOLIN

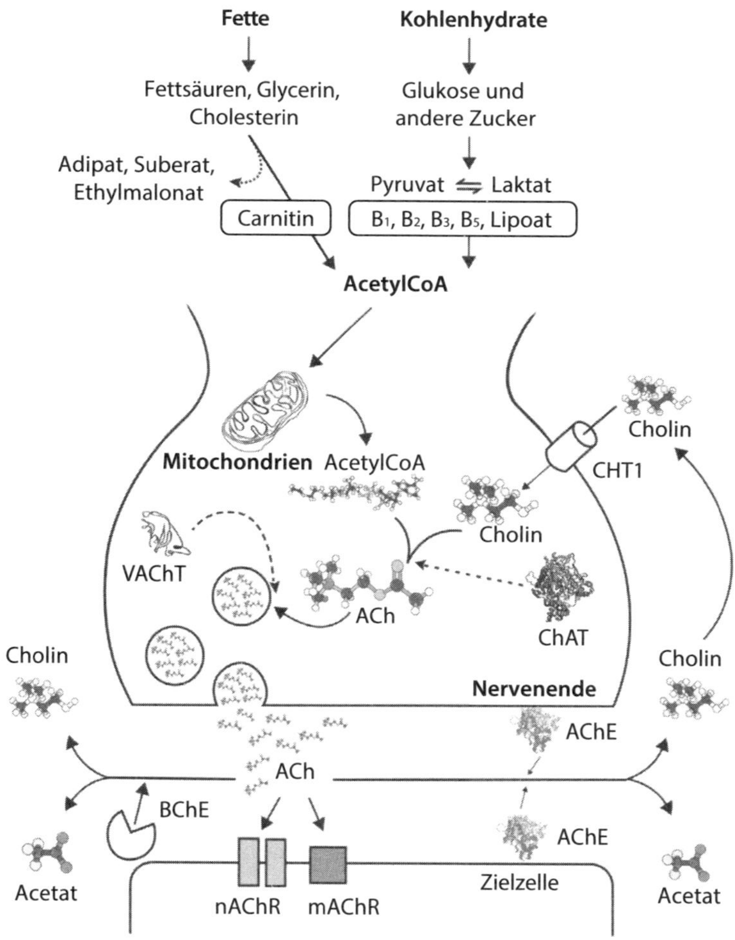

Dieses Bild zeigt die biochemischen Wege, die an der Bildung von Acetylcholin beteiligt sind. In den Mitochondrien werden die Nahrungsfette in Anwesenheit von Carnitin wirksam zu Acetyl-CoA abgebaut, während die Nahrungskohlenhydrate den Pyruvat-Laktat-Weg nehmen, um in Anwesenheit von B-Vitaminen und Liponsäure Acetyl-CoA zu bilden. Cholin und Acetyl-CoA werden gekoppelt, um Acetylcholin zu bilden, das in die Synapse freigesetzt wird und sich an die Acetylcholin-Rezeptoren auf den Zielzellen bindet, zu denen unter anderem noch andere Nerven- und Immunzellen gehören können.

denn sie kann zum einen an Ihre Ernährungsvorlieben und Lieblingsmakronährstoffe angepasst werden, und zum anderen lassen sich damit auch spezifische Mikronährstoffe, Aminosäuren und andere wichtige Nährstoffe für eine optimale Gesundheit hervorragend finden (Die App gibt es im Internet auch auf Deutsch, geben Sie einfach „cronometer app" in eine Suchmaschine ein; Anm. d. Ü.).

Nahrungsquellen für biochemischen Stress

Unsere Ernährung gehört zu den häufigsten Ursachen für biochemischen Stress und triggert Entzündungen. Die *Standard American Diet,* also die amerikanische Standardernährung, (die im Englischen passend unter dem Namen SAD bekannt ist – hier handelt es sich um ein Wortspiel, denn *sad* ist das englische Wort für traurig; Anm. d. Ü.), beruht darauf, dass sie bequem ist und ganz besonders gut schmeckt. Damit ist gemeint, dass die Ernährung der nordamerikanischen Bevölkerung (auch wenn diese Ernährungsweise schnell um sich greift und zum weltweiten Standard wird) überwiegend kalorienreich ist, eine geringe Nährstoffdichte aufweist und die Nahrungsmittel stark verarbeitet sind – mit dem Ziel, den Dopaminspiegel im Gehirn nach oben zu treiben.

Wollte ich alle Entzündungsquellen unter die Lupe nehmen, die in unserer Ernährung stecken, müsste ich dieses Buch um 50 000 Wörter erweitern, daher gehe ich nur die fünf häufigsten Übeltäter durch, die aus dem Blickwinkel der Ernährung biochemischen Stress und Entzündungen verursachen.

1. Zucker und kohlenhydratreiche Ernährungsweisen

Eines der größten Probleme der vergangenen vier bis fünf Jahrzehnte sind Zucker und die versteckten Quellen von einfachen Kohlenhydraten. Als die Agrarindustrie sich auf Monokultur und ertragreichere Nahrungsmittel wie Getreide und Soja umstellte, hat die Lebensmittelindustrie versucht, Ihre Nahrungsmittelerzeugnisse schmackhafter zu machen. Was unsere Biochemie betrifft, so hat sich das in stark verarbeiteten Nahrungsmitteln niedergeschlagen, die ihrerseits eine starke Dopaminreaktion erzeugen. Zucker und Maissirup mit einem hohen Fruktosegehalt stecken hinter diesem Trend zu einem besonderen Geschmackserlebnis.

Durch das enorme Bevölkerungswachstum nach dem Zweiten Weltkrieg und da alle diese Menschen ernährt werden mussten, kam es langsam, aber ganz eindeutig zur Erzeugung von Lebensmitteln und Lebensmittelprodukten, die nicht so schnell verderben, sich besser zur Mitnahme auf Reisen eignen, sich leichter zu Hause lagern lassen und trotzdem gut schmecken. Anfangs kam dieser Trend langsam voran, doch da sich unsere Lebensweise beschleunigte, stieg der Wunsch nach Bequemlichkeit drastisch.

Menschen sind wie alle Säugetiere darauf ausgerichtet, das zu essen was gut schmeckt und zu einer Reaktion der Befriedigung führt. Ein guter Geschmack im Mund ist ein Zeichen, dass wir energiereiche und nährstoffdichte Nahrungsmittel zu uns nehmen. Diese physiologische Reaktion wurde leider von der Lebensmittelindustrie zu ihrem Vorteil ausgenutzt. Lebensmittel, so wie wir sie einmal kannten, die energiereicher (kalorienreicher) waren und mehr Nährstoffe (Mikro- und Makronährstoffe) enthielten, sind schwieriger anzubauen und allen Menschen verfügbar zu machen. Die Lebensmittelindustrie begann mit der Erzeugung von Nahrungsmitteln, die länger haltbar waren, aber noch genügend Energiedichte besaßen, um unseren Energiebedarf zu unterstützen. Dabei wurde die Nährstoffdichte geopfert.

Langsam, aber sicher hat die Lebensmittelindustrie ein Narrativ geschaffen, dass es am wichtigsten sei, wie Ihr Essen schmeckt und vom gesundheitlichen Standpunkt her, wie viele Kalorien es enthält. Wir sind diesem Narrativ gefolgt, wegen der dopaminergen Reaktion, zu der es bei uns kommt, wenn wir hochgradig verarbeitete, besonders gut schmeckende, energiereiche Nahrungsmittel zu uns nehmen, denen leider die Nahrungsdichte fehlt.

Zur Erhöhung der Schmackhaftigkeit dieser verarbeiteten Lebensmittelprodukte wurden Zucker und raffinierte Kohlenhydrate verwendet, die nun in beispiellosen Mengen konsumiert werden. Es wird geschätzt, dass die individuelle Zuckerzufuhr in den 2020er Jahren pro Person zwischen 26 und etwa 82 kg jährlich liegt! Das ist eine erschütternde Statistik, doch noch beängstigender ist, dass der Zuckerkonsum aus Zuckerrüben und Zuckerrohr gesunken ist. Von 1970 bis 1985 ist der jährliche Konsum von Süßungsmitteln auf Maisbasis, insbesondere Maissirup mit einem hohen Fruktoseanteil (HFCS, von engl. *high-fructose corn syrup*), auf fast 150 Kalorien der täglichen Kalorienmenge gestiegen und nach allen Maßstäben ist HFCS aus physiologischer Sicht erheblich gefährlicher.

Seit es HFCS in der menschlichen Ernährung gibt, ist die Anzahl von Typ 2-Diabetes, Fettleibigkeit, Fettlebererkrankungen, Krebs und chronischen Entzündungen in die Höhe geschnellt. Die Fähigkeit unseres Körpers, Zucker und HFCS wirksam zu verstoffwechseln, nimmt ständig ab, da wir auch eine eher sitzende Lebensweise angenommen haben und täglich zwischen sechs und 15 Stunden am Schreibtisch, auf der Couch und im Auto verbringen. Unsere Fähigkeit, die zunehmend aufgenommene Kalorienmenge zu verwerten, wurde durch unsere schwindende Muskelmasse und unsere Bewegungsmuster beeinträchtigt.

Die übermäßige Zufuhr von Zucker und HFCS ist mit der Entwicklung vieler chronischer Krankheiten in einen engen Zusammenhang gebracht worden. In einem Artikel von Ma und seinen Forschungskollegen in der Fachzeitschrift *Frontiers of Immunology* im August 2022, stellten die Autoren eine Verbindung zwischen exzessiver Zuckerzufuhr und Multipler Sklerose, rheumatoider Arthritis, Psoriasis und entzündlichen Darmerkrankungen her.[4] Sie thematisierten ganz klar den Bezug zwischen exzessiver Zuckerzufuhr und einem durchlässigen Darm (auch als „Leaky-Gut-Syndrom" bekannt). In einer Studie von Jameel und Kollegen wurden die Auswirkungen von Fruktose, Glukose und Saccharose auf den Blutspiegel der Cholesterine LDL, HDL und von Triglyceriden in Bezug auf Blutfette und das hs-CRP, das hochsensitive C-reaktive Protein, einen sehr empfindlichen Biomarker von Entzündungen im Körper, verglichen. Das Besondere an dieser Studie war, dass sie mit gesunden Menschen durchgeführt wurde. Was die Autoren feststellten, war sehr aufschlussreich: Der Konsum von Fruktose in Form von Zuckergetränken auf nüchternen Magen (mit 50 g Fruktose versetzt, die nicht direkt aus Obstquellen stammte, die deutlich weniger Fruktose und viele andere zur optimalen Funktion notwendige Nährstoffe enthalten) führte ca. 30 bis 60 Minuten nach der Zufuhr zu einer unmittelbaren Erhöhung von Gesamtcholesterin, LDL, HDL und hs-CRP und das um deutlich mehr als dies nach dem Konsum von Glukose und Fruktose der Fall war. Glukose und Saccharose waren beide Auslöser eines deutlich erhöhten Triglycerinspiegels.[5]

Jameel und seine Kollegen kamen zu dem Schluss, dass der Konsum von Fruktose in Form von HFCS enthaltenden Zuckergetränken in der akuten Phase für erhebliche Veränderungen im Hinblick auf Entzündungen und Cholesterin verantwortlich war. Wir können daraus folgern, dass der fortgesetzte Konsum von HFCS-haltigen Getränken (denjenigen, denen alle positiven Nährstoffe aus dem Verzehr von „echtem" Obst fehlen) wegen der direkten Veränderung der Entzündungswerte und des Cholesterinspiegels im Körper gesundheitsschädlich ist.

Da Zucker die Darmschleimhaut schädigt und einen durchlässigen Darm verursacht, können erhöhtes LPS (Lipopolysaccharid) und andere Entzündungsauslöser in den Körper gelangen und den Immunzellen des Darms sowie dem übrigen Körper das Signal zur Auslösung einer Entzündungskaskade geben. Der Zuckerkonsum ist direkt mit der Aktivierung der Signalwege NF-kB (nukleärer Faktor kappaB) und JAK2/STAT3 verbunden, was die Ausprägung von entzündlichen Zytokinen erhöht. Er ist auch direkt mit der Freisetzung von reaktiven Sauerstoffspezies (ROS) aus den Mitochondrien verbunden, was zu einer Zell- und DNA-Schädigung führt und die Entzündungskaskade verschlimmert.

Alle diese Umstände zusammen erzeugen eine Stoffwechselstörung und Entzündungsauslöser, die das bereits erwähnte Gaspedal betätigen und das sympathische Nervensystem aktivieren. Ein mangelhafter Glukosestoffwechsel aufgrund der Zufuhr von Zucker und HFCS trägt in hohem Maße zu biochemischem Stress bei. Dieser Faktor ist jedoch relativ einfach zum Positiven zu verändern.

2. Entzündliche Keimöle (hoher Gehalt an Omega-6-Fetten)

Man sollte sich nicht nur auf Zucker als ernährungsbedingte Quelle von Entzündungen konzentrieren, denn es liegen immer mehr Forschungsergebnisse über die entzündungsfördernde Wirkung von Keimölen vor, die in unserer herkömmlichen Ernährungsweise weit verbreitet und gleichzeitig relativ versteckt sind.

Fette gehören zu den drei Makronährstoffen, die unser Körper (zusätzlich zu Kohlenhydraten und Proteinen) braucht und sie können aus vielen natürlichen Quellen stammen. Traditionell und in vielen älteren Kulturen stammen Fette aus Milchprodukten (Butter, Ghee, Sahne), Eigelb, Oliven, Avocados und einigen anderen Früchten sowie aus allen Quellen, die Fleisch liefern. Sie gehören zu den gesündesten Fettarten, die unsere Ernährung zu bieten hat.

Im Laufe der vergangenen 50 Jahre sind die Kosten für die Gewinnung dieser Fettquellen enorm gestiegen, was zu industriellen Innovationen führte, um neuere und kostengünstigere Quellen zu finden. So revolutionär dies klingt, es scheint in hohem Maße auf Kosten unserer Gesundheit gegangen zu sein, denn viele dieser bisher alternativen Quellen besitzen einen sehr hohen Anteil von Omega-6 Fettsäuren im Vergleich zu den gesünderen und weniger entzündungsfördernden Omega-3 Fettsäuren, die in gesunden Fetten in größeren Mengen vorhanden sind. Noch bedeutsamer ist, wie diese Öle gewonnen und verarbeitet werden.

Zu diesen neueren Quellen gehören Gemüse- und raffinierte Keimöle, wie Sojabohnen-, Raps-, Mais-, Distel- und Sonnenblumenöl, die sehr viel Linolsäure enthalten. Fast 20 Prozent aller in den Vereinigten Staaten konsumierten Kalorien entfallen auf Sojaöl, was aufgrund seines sehr hohen Verhältnisses von Omega-6 zu Omega-3 ein erstaunlicher Wert ist. Die übermäßige Zufuhr von Omega-6 ist ein Entzündungsauslöser, der Blutgefäße beeinträchtigt und die Entzündungskaskade in Gang setzt, denn es wird zu Arachidonsäure abgebaut, die mit EPA (Eicosapentaensäure) und DHA (Docosahexaensäure) konkurriert.

Öle, die viel mehrfach ungesättigtes Fett, insbesondere mehrfach ungesättigte Omega-6-Fettsäuren (PUFA, von engl. *Polyunsaturated fatty acid*) enthalten, sind diejenigen Fettquellen, die man unbedingt meiden sollte. Die acht Öle, auf die man zu verzichten versuchen sollte, sind Rapsöl, Maisöl, Baumwollsamenöl, Sojaöl, Sonnenblumenöl, Distelöl, Traubenkernöl und Reiskeimöl. Achten Sie genau auf diese Öle, wenn Sie sich Zutatenlisten ansehen, und ich empfehle Ihnen dringend, sie alle aus Ihrer Küche zu verbannen. Halten Sie sich an Butter aus der Milch von Weidetieren, Ghee, Rindertalg, Olivenöl, Kokosöl und Avocadoöl.

3. Ungenügende Proteinzufuhr

Im Zuge der weiteren Besprechung der Makronährstoffe kommen wir zum wichtigsten Makronährstoff überhaupt – der, wie es der Zufall will, derjenige ist, der bei den meisten Menschen in ihrer täglichen Ernährung nicht in ausreichenden Mengen vorkommt – Protein.

Aminosäuren sind die Bausteine unseres Körpers – ich bezeichne sie gerne als die „Lego-Steine“, die wir nutzen können, um Proteine in verschiedenen Formen, Größen und Strukturen zu bilden, mit einer jeweils ganz unterschiedlichen, aber wichtigen Funktion im Körper.

Das im menschlichen Körper am häufigsten vorkommende Protein ist Kollagen, das in sieben verschiedenen Formen vorliegt; unser Körper nutzt es als den „Klebstoff", der uns buchstäblich zusammenhält. Dazu gehören die Haut, die Muskeln, die Faszien, das Bindegewebe und die Blutgefäße, die dafür sorgen, dass jedes unserer Organe in seiner richtigen anatomischen Lage bleibt.

Das Muskelgewebe ist der größte Aminosäurespeicher im Körper, und wie wir bereits besprochen haben, beschleunigt sich der Muskelschwund mit zunehmendem Alter. Durchschnittlich verlieren Menschen ab dem Alter von 40 Jahren jedes Jahr ein bis drei Prozent an Muskelmasse. Dieser Muskelschwund wird tatsächlich durch den Abbau und Verlust von im Körper gespeichertem Protein verursacht.

Reicht unsere Proteinzufuhr nicht aus und bewegen wir uns zu wenig (unzureichende Muskelnutzung), muss der Körper Muskelmasse abbauen, um Aminosäuren für die ordnungsgemäße Zellfunktion und entsprechende Prozesse zur Verfügung zu stellen. Es handelt sich dabei um einen katabolen Prozess und bedeutet den Abbau einer Rohmaterialquelle, um die Bestandteile für andere Quellen verfügbar zu machen. Katabole Prozesse sind eine normale Funktion der Homöostase, doch sie finden hauptsächlich statt, wenn die Rohstoffe knapp und schwer zu bekommen sind.

Mit zunehmendem Alter und bei unzureichender Proteinzufuhr, während gleichzeitig Bewegungsmuster und Muskelnutzung aufgrund einer sitzenden Lebensweise nicht optimal sind, wird der katabole Prozess des Muskelabbaus beschleunigt. Dieser ist eine Funktionsstörung, ein wichtiges Zeichen eines voll ausgeprägten Krankheitszustands ist jedoch als „Kachexie" bekannt, ein starker Muskelverlust, der häufig bei Krebs und schweren Autoimmunerkrankungen vorkommt.

Das katabole Signal zum Muskelabbau ist tatsächlich ein Entzündungsprozess, der durch die eigenen Immunzellen im Muskelgewebe vermittelt wird – ein sehr wichtiges Thema, auf das wir bei der Besprechung der Gewebsmakrophagen und des cholinergen antiinflammatorischen Signalweges zurückkommen.

Es gibt zwei Dinge, die wir tun können, um den beschleunigten Abbau von Muskelgewebe zu vermeiden – täglich genügend Protein zuführen und, ebenfalls täglich, unsere Muskeln so viel wie möglich bewegen. Für die Muskeln stimmt das Prinzip „wer rastet, der rostet" voll und ganz. In diesem Sinne sollten Sie bewusst Muskeln aufbauen und sich täglich bewegen, um Muskelabbau zu vermeiden.

Hier sind einige leicht zu befolgende Richtlinien in Bezug auf die Proteinzufuhr:

Aktivitätsgrad	Empfehlung (Protein in g/pro kg Idealgewicht)	Beispiel (Person mit einem Gewicht von 68 kg)
Grundbedarf	0,8–1,2 g/kg	54–81 g tägl.
In der Freizeit aktiv	1,4–1,8 g/kg	95–122 g tägl.
Ausdauersportler	1,8–2,0 g/kg	122–136 g tägl.
Kraftsportler	2,0–2,2 g/kg	136–150 g tägl.

4. Zwischenmahlzeiten und Essen zu später Stunde

Ein Bereich, mit dem viele von uns Probleme haben, auch ich, betrifft die Zwischenmahlzeiten und das spätabendliche Essen. Die Schwierigkeit ist hier, dass der Verzehr von Nahrungsmitteln zu suboptimalen Zeiten eine Fehlregulation des Hormonsystems nach sich ziehen kann.

Insulin ist das Hormon des Körpers, das hauptsächlich für die Regulierung des Blutzuckerspiegels zuständig ist. Insbesondere bei Verzehr kohlenhydratreicher Nahrungsmittel steigt der Blutzuckerspiegel, wenn die Kohlenhydrate verdaut und aus dem Darmtrakt resorbiert wurden. Infolge der Erhöhung der Blutglukose bekommt die Bauchspeicheldrüse das Signal, Insulin ebenfalls ins Blut auszuschütten.

Die Wirkung von Insulin besteht darin, den Glukosetransport aus dem Blut in alle Körperzellen zu erhöhen. Insulin bindet an die Insulinrezeptoren auf der Oberfläche der meisten Zellen und löst über die erleichterte Diffusion den Glukosetransport in die Zellen zur Bildung von Zellenergie durch die Glykolyse aus (Sie erinnern sich: Glukose → Acetyl-CoA). Das Acetyl-CoA kann dann in die Mitochondrien aufgenommen werden, um zur Bildung von Zellenergie in Form von ATP (Adenosintriphosphat) im Zitronensäurezyklus und der Elektronentransportkette eine Transformation zu durchlaufen. Am leistungsfähigsten sind dabei die Leberzellen, die Muskelzellen und die (fettspeichernden) Fettzellen.

Die Glukose wird in die Leber aufgenommen und in ihre Speicherform „Glykogen" umgewandelt. Das Glykogen wird dort gespeichert, bis es für die Unterstützung einer Blutzuckererhöhung im Körper gebraucht wird, wenn also der Energiebedarf das Energieangebot im Blut übersteigt – was an häufigsten beim Sport der Fall ist. Muskelzellen nutzen Glukose sehr effektiv, wenn wir uns viel bewegen, und dadurch kann die Menge der zirkulierenden Zucker sinken, weshalb die Leber Glukose emittiert, um die zirkulierende Glukosemenge zu erhöhen. Dadurch werden die Glykogenspeicher in der Leber entleert. Um die Glykogenspeicherung wieder aufzustocken, geht die Glukose zuallererst in die Leber, wenn wir Kohlenhydrate zu uns nehmen und der Blutzuckerspiegel ausreichend hoch ist. Ist der Glykogenspeicher jedoch voll, nimmt die Leber keine Glukose mehr auf. Dann wird die Glukose aus dem Blut primär von den Muskel- und Fettzellen aufgenommen.

In meinem vorhergehenden Buch habe ich das Problem der Insulinresistenz behandelt und inwiefern diese ein wichtiger biochemischer Stressfaktor im Körper ist. Insulin ist ein sehr wichtiges Hormon, doch eines, dem die Zellen sich nur dann öffnen, wenn sie zu dem Zeitpunkt, wo es „anklopft", selbst Energie bilden müssen. Das Prinzip der Insulinresistenz hat größte Bedeutung für das Verständnis von Homöostase und Energieregelung. Es ist derzeit besonders wichtig, da das metabolische Syndrom, Typ-2-Diabetes, die Alzheimer Demenz, Fettleibigkeit und Herzkreislauferkrankungen vermehrt diagnostiziert werden.

Je öfter die Insulinwerte einen Höchststand erreichen, desto häufiger „klopft" Insulin an jede Zelltür, damit Glukose aufgenommen und ATP gebildet wird. Wenn es pro Tag fünf- bis achtmal zu höchsten Blutzuckerwerten kommt, folgen ihnen daher ebenso oft höchste Insulinwerte. Dies kann für die Zellen störend und der Umgang damit zu einer Herausforderung werden, da sie eine Menge Glukose aufnehmen sollen. Wenn die Zellen keinen höheren Energiebedarf mehr haben, reagieren sie nicht mehr darauf, wenn das Insulin „vorbeikommt".

Auf der Zellebene bedeutet das, dass immer weniger Insulinrezeptoren auf die Zelloberfläche kommen. Das führt dazu, dass einige Zellen gar nicht mehr reagieren und Insulin und Glukose nicht mehr hineingelangen können. Langsam, aber sicher kommt es zu einem erhöhten Blutzuckerspiegel und einer vermehrten Ausschüttung von Insulin durch die Bauchspeicheldrüse, die versucht, den Blutzuckerspiegel zu senken und zu steuern.

Es gibt bestimmte Zellarten, die bereit sind, die Glukose aufzunehmen – die Fettzellen. Wie erwähnt sind das Fettspeicherzellen. Sie nehmen Glukose auf, wandeln sie in G-6-Phosphat und dann in die Fettspeicherform, die „Triglyceride", um. Je mehr Zucker wir unseren Fettzellen zu speichern geben, desto größer werden sie und desto stärker vermehren sie sich, was zur Gewichtszunahme durch einen erhöhten Körperfettspiegel führt. Fettzellen weichen genetisch von der Menge und Größe her voneinander ab. Manche Menschen haben genetisch bedingt weniger Zellen und daher kann die Größe dieser Zellen drastisch ansteigen. Andere haben keine solche Veranlagung, und in ihrem Körper kann sich eine so gut wie unbegrenzte Anzahl an Fettzellen bilden, sodass die einzelne Zelle kleiner bleiben kann. Die Größe der Adipozyten ist wichtig, wenn es um die Auslösung von Entzündungsprozessen geht – davon wird im nächsten Abschnitt die Rede sein.

Ein chronisch hoher Insulinspiegel und die kumulative Wirkung wiederholter Insulinschübe sind ein Auslöser, der die Zellen des angeborenen Immunsystems für entzündliche Eigenschaften prädisponiert. Die entsprechenden Immunzellen werden „Makrophagen" genannt und sind die wichtigste Zellart, wenn es um die Entzündungskontrolle im Körper geht. Makrophagen befinden sich in fast jedem Gewebe und spielen eine zentrale Rolle im Hinblick auf die Regulation von Abwehrfunktionen und Bedrohungen der optimalen Funktion in diesen Geweben.

Makrophagen werden ein Hauptthema im nächsten Abschnitt dieses Buches sein. Merken Sie sich für den Moment einfach Folgendes: Makrophagen wechseln zwischen einem kontrolliert antiinflammatorischen und einem unkontrolliert inflammatorischen Zustand. Die Hyperinsulinämie (ein hoher Insulinspiegel im Blut) ist ein Auslöser, der die Makrophagen in den Entzündungszustand versetzt und sie so zu überhöhten Entzündungszuständen und zu einer Überempfindlichkeit gegenüber anderen Entzündungsauslösern prädisponiert.

Die Kontrolle des Insulinspiegels ist ein häufig übersehener Bestandteil der Entzündungskaskade und etwas, das wir in Betracht ziehen müssen, wenn wir uns mit den ernährungsbedingten Komponenten von biochemischem Stress befassen. Ernährungsweisen, die reich an verarbeiteten Nahrungsmitteln, Zucker und entzündungsfördernden Keimölen sind, erzeugen eine innere Umgebung mit übermäßig viel Insulin und schaffen damit die Voraussetzungen für chronische Entzündungskrankheiten.

5. Niedrige Elektrolytspiegel/Flüssigkeitsmangel

Die letzte ernährungsbedingte Quelle von biochemischem Stress, die ich hier besprechen möchte, fehlt bisher in der Diskussion, da sie als zu einfach betrachtet werden könnte. Das ist ein Problem, das ich bei einigen Gelegenheiten, speziell bei körperlicher Aktivität über einen längeren Zeitraum, ziemlich intensiv erfahren habe, insbesondere den Elektrolytverlust aufgrund von Flüssigkeitsmangel.

Bei dem Begriff „Dehydrierung“ denken wir oft an eine zu geringe Menge an Wasser im Körper. Diese Definition ist zwar fachlich richtig, doch der tatsächliche Grund für einen niedrigen Gehalt an Körperwasser wird dadurch nicht ausreichend erklärt.

Ich erinnere mich ganz besonders an den Augenblick, als ich spürte, dass mein Gehirn wieder anfing zu arbeiten … Ich beendete gerade eine Radtrainingsfahrt mit einem Freund. Wir trainierten für eine Tour von Toronto zu den Niagarafällen, etwa

140 km. Diese Trainingsfahrt sollte insgesamt 100 km betragen, von Toronto nach Burlington und zurück, am Nordufer des Ontariosees entlang. Auf dem Heimweg bekam ich nach etwa 70 Kilometern Wadenkrämpfe zwischen den Tretbewegungen. Ich bat meinen Freund, mit mir anzuhalten, damit ich ein paar Minuten Dehnübungen machen und Wasser trinken konnte. Auf unserem Rückweg nach Toronto befanden wir uns auf einem Streckenabschnitt der Lakeshore Road, wo es keine Läden oder Plätze gab, an denen man innerhalb von etwa 10 bis 15 Minuten anhalten konnte.

Wir blieben stehen und ich dehnte Waden und Beine, während ich Wasser trank. Ein paar Minuten später schwangen wir uns wieder aufs Rad, aber mein Sehvermögen schien etwas verschwommen zu sein. Ich konnte zwar alles sehen, aber ich brauchte während des Fahrens länger, um genau zu verarbeiten und zu verstehen, was ich sah. Meine Geschwindigkeit war deutlich gesunken, und ich quälte mich die nächsten 15 Minuten durch ein paar Seitenstraßen. Das Atmen fiel mir schwerer als während der 70 Kilometer davor, und das Treten fühlte sich äußerst schwerfällig an.

Schließlich kamen wir zu einem Café. Mein wunderbarer Freund (der zufällig auch als Apotheker arbeitet) besorgte mir dort Kokoswasser. Ich trank es schlückchenweise – ich erinnere mich, dass der Geschmack auf der Zunge mir sofort das Gefühl gab, dass die Energie in jeden meiner Muskel zurückströmte. Nach ein paar Minuten spürte ich, dass mein Gehirn wieder „ansprang". Ich begann klarer zu sehen, konnte wieder normal wahrnehmen und alles in normaler Geschwindigkeit geistig verarbeiten.

Es wurde mir bald klar, dass ich während dieser Radtour ziemlich schwitzte, denn in Toronto war es früher Nachmittag an einem feuchten Sommertag im August. Durch das übermäßige

Schwitzen verlor ich mehr Salz und Elektrolyte als das normalerweise beim Training oder bei einer Radtour der Fall wäre. Dieser Elektrolytverlust führte zu den verschiedenen vorübergehenden Symptomen – Hyponatriämie, Hypokaliämie und Hypokalziämie – eines erheblich niedrigen Spiegels von Natrium, Kalium und Kalzium in meinem Körper.

Elektrolyte sind Mineralstoffe, die in Salzverbindungen in der Natur vorkommen, doch sie zerfallen in ihre Ionenbestandteile, wenn sie in Wasser oder Körperflüssigkeiten gelöst werden. Das einfachste und wirkungsvollste Beispiel hierfür ist basisches Mineralsalz – Natriumchlorid (NaCl nennt es die Wissenschaft). Natrium (Na im Periodensystem) und Chlorid (Cl im Periodensystem) sind zwei Mineralstoffe, die wirksam verbunden sind, um Meersalz zu bilden (90 Prozent davon ist NaCl).

Natrium besitzt ein Elektron auf seiner äußeren Elektronenschale und Chlorid besitzt auf seiner sieben Elektronen. Die Mineralien auf der Erde mit einer geraden Elektronenzahl auf der äußeren Schale neigen dazu am besten zu funktionieren, und wenn diese beiden Elemente zusammenkommen, dann teilt Natrium sein zusätzliches Elektron mit den sieben Elektronen auf der äußeren Schale von Chlorid, um eine Verbindung zu bilden – das NaCl –, das nun acht Elektronen auf seiner gemeinsamen äußeren Schale besitzt und dadurch viel stabiler wird. Wenn wir dem Wasser Meersalz zufügen, dann löst sich das Salz auf, da das Natrium sein einzelnes Elektron an das Chlorid abgibt und sich Na^+ und Cl^- bildet. Diese geladenen Ionen lösen sich dann in Wasser auf, sodass wir sie nicht mehr sehen können. Die Polarität zwischen Na^+, Cl^- und H_2O ist ziemlich stark, da sie einander in hohem Maße anziehen. Salz löst sich in Wasser, doch Wasser folgt ebenfalls den Bewegungen und der Fließrichtung dieser Salze und Ionen.

Elektrolyte werden von unseren Schweißdrüsen freigesetzt, die Wasser als Schweiß ausscheiden, da Wasser den Elektrolyten und dem Salz folgt, wenn die innere Körpertemperatur steigt. Die Wirkung von Schweiß, der auf der Haut verdunstet, soll die Hitze aus dem Körper herausziehen, damit es auf dem Körper kühler bleibt und die Körperinnentemperatur sinkt. Ich habe auf die harte Tour gelernt, was genau passieren kann, wenn man Elektrolyte ausschwitzt und sie nicht ersetzt.

Unsere Nieren nutzen diese wichtige Eigenschaft ebenfalls sehr gerne, um Wasser durch den Filterungsprozess zu schleusen. Die Aufgabe der Nieren besteht darin, das Blut zu filtern, um Toxine in Form von Harnstoff, der ein weiteres Salz aus dem Körper ist, zu entfernen. Harnstoff löst sich in Wasser und wird über den Urin ausgeschieden. Das Wasser wird mithilfe von Salz durch die Filterstrukturen der Nieren, die „Glomeruli“, geschleust und folgt diesen Ionen – der Prozess wird als „Osmose“ bezeichnet. Wenn die Nieren richtig arbeiten, schieben sie diese Ionen heraus und resorbieren sie über einen Prozess, der als „aktiver Transport“ bezeichnet wird. Wie Sie sich vorstellen können, führt jede Funktionsstörung der Nieren dazu, dass die Toxine nicht mehr aus dem Blut herausgefiltert werden können.

Die Nieren arbeiten bei diesem Prozess äußerst effektiv. Es ist für sie ein empfindlicher Balanceakt, das Salz aus dem Blutstrom zu schleusen, wodurch Wasser und Toxine aus dem Blut und in die Blase zu Ausscheidung aus dem Körper gebracht werden. Alle Säugetiere, einschließlich der Menschen, haben einen ähnlichen Filtermechanismus, zu dem ein Gleichgewicht zwischen Wasser und diesen Elektrolyten gehört. Es gibt sechs Hauptelektrolyte, die für eine optimale Funktion des Körpers wesentlich sind: Natrium, Kalium, Kalzium, Magnesium, Chlorid und Phosphor.

Lassen Sie sie uns hier kurz besprechen.

Natrium wird von den Nieren gesteuert und ist in hohem Maß am Abtransport von Wasser und Toxinen beteiligt. Der optimale Anteil liegt zwischen 135 – 142 mmol/l (Millimol pro Liter), und jede Erhöhung oder Verringerung der Salze hat erhebliche Auswirkungen auf die Gehirnfunktion, wie etwa Kopfschmerzen, Übelkeit, Unruhe oder kognitive Probleme. Eine Hyponatriämie (wenig Natrium) ist die häufigste Elektrolytstörung, und folglich enthalten intravenöse Flüssigkeiten, die im Gesundheitsbereich verabreicht werden, einen höheren Gehalt an Natriumchlorid, um die Flüssigkeitsversorgung und das Elektrolytgleichgewicht wiederherzustellen oder zu erhalten.

Kalium wird von den Nieren und in den meisten anderen Zellen zur Regulierung des Natrium-Gleichgewichts genutzt (mittels einer Natrium-Kalium-Pumpe, auch als Natrium-Kalium-ATPase bezeichnet) und ist für die Energiebildung in den Mitochondrien wichtig. Der optimale Anteil von Kalium liegt zwischen 4.4 – 5.0 mmol/l. Eine Unausgewogenheit von Kalium (Hyper- oder Hypokaliämie) verursacht aufgrund seiner Beteiligung an der Energiebildung Muskelkrämpfe oder eine generalisierte Schwäche.

Kalzium ist bekannterweise wichtig für die Knochenstruktur unseres Körpers und in hohem Maße auch für die Regulierung der Blutgerinnung, für die Polarisierung der Neutronen zur Übermittlung der Nervenimpulse sowie die Hormonsekretion und die Muskelkontraktion. Der optimale Pegel des Kalziumspiegels liegt bei 9.2 – 10.1 mmol/l. Chlorid ist für die Aufnahme in den Körper am stärksten mit Natrium verbunden; es ist am Verdauungsprozess beteiligt (da es den Verlust von Wasser über den Stuhl einschränkt) und wird mit einer dekompensierten Herzinsuffizienz in Zusammenhang gebracht.

Magnesium ist in hohem Maße am ATP-Stoffwechsel in den Muskeln und im Gehirn beteiligt. Folglich führt eine Unausgewogenheit des Magnesiumspiegels dazu, dass ATP als „Energiewährung“ im Körper nur eingeschränkt genutzt werden kann. Auf symptomatischer Ebene führt ein niedriger Magnesiumspiegel aufgrund der Beteiligung an der Freisetzung von Neurotransmittern und der allgemeinen neurologischen Funktion zu einer mangelhaften kognitiven Leistungsfähigkeit sowie zu einer schwachen Kontraktionsfähigkeit der Muskeln und einem niedrigen Energiespiegel. In der Praxis stelle ich auch fest, dass ein niedriger Magnesiumspiegel ein Auslöser für schlechten Schlaf und sogar Schlaflosigkeit ist.

Der Phosphor in unserem Körper wird zu 85 Prozent als Hydroxyapatit in den Knochen und Zähnen gespeichert. Fünfzehn Prozent sind an der Stoffwechselfunktion der Muskeln und des Bindegewebes beteiligt. Die Funktionsweise von Phosphor geht im Allgemeinen mit Kalzium Hand in Hand und wird von Vitamin D_3, dem Nebenschilddrüsenhormon und Calcitonin gesteuert.

Optimale Elektrolytspiegel im Blutbild

	Traditionell niedrig	Optimal niedrig	Optimal hoch	Traditionell hoch
Natrium (mmol/l)	135	135	142	145
Kalium (mmol/l)	3.6	4.4	5.0	5.5
Kalzium (mg/dl)	8.8	9.2	10.1	10.7
Chlorid (mmol/l)	98	100	106	110
Magnesium (mg/dl)	1.5	2.0	2.5	2.5
Phosphor (mg/dl)	2.8	3.5	4.0	4.5

Die besten Nahrungsmittelquellen für Elektrolyte, die uns die Natur liefert, sind Obst und Gemüse mit einem hohen

Wassergehalt: Wassermelonen, Cantaloupe-Melonen, Kiwis, Sellerie, Salatgurken, Kokoswasser, Bananen, Avocados, Blattgrün und Pilze. Viele Elektrolyte befinden sich auch in Meersalz, Tafelsalz und Knochenbrühe. Für Menschen, die regelmäßig Sport treiben, sind Salzpackungen, die Elektrolyte wiederauffüllen, eine großartige Option und eine, die ich beim Radfahren oder jeder regelmäßigen sportlichen Betätigung nutze.

Die Bedeutung eines ausgeglichenen Elektrolythaushalts für die optimale Funktion des Körpers kann nicht oft genug betont werden. Leichte Abweichungen dieser Werte über einen längeren Zeitraum sind eine häufig übersehene Ursache von biochemischem Stress, also sollte zu unserem Ernährungs- und Ergänzungsmittelprogramm gehören, dass wir diese Elektrolyte in einem optimalen Gleichgewicht halten. Eine effektive Flüssigkeitsversorgung geht weit über das Trinken von mehr Wasser hinaus. Ich habe das auf die harte Tour herausgefunden. Bei dieser Radtour wurde ich zum Glück nicht verletzt und schaffte es nach etwas mehr als 100 km mit meinem Freund nach Hause. Ich nehme jetzt bei jedem Training sehr bewusst Elektrolyte sowie Nährstoffe über die Nahrung zu mir, insbesondere dann, wenn ich währenddessen ins Schwitzen kommen möchte.

Das Mikrobiom

Zu den Dingen, die ich bei meinen Klientinnen und Klienten am häufigsten feststelle, gehört ein unausgeglichenes Mikrobiom. Wir haben zig Billionen von Bakterien im Darm, die in Symbiose mit uns arbeiten. Unsere Nahrung landet zuerst bei ihnen – sie haben die erste Wahl bei den Nährstoffen, die in den Nahrungsmitteln enthalten sind, die wir zu uns nehmen. Je nachdem, wie es um das Gleichgewicht der Population im

Darm bestellt ist, können die Bakterien zu unserer Unterstützung tätig werden oder für Probleme bei uns sorgen, wenn sie nicht dazu beitragen, positive Angebote und Gewohnheiten zu verstärken. Das Gleichgewicht des Mikrobioms spielt eine wesentliche Rolle in Bezug auf biochemischen Stress und steht auch massiv mit dem Stoffwechsel, der Immunfunktion, der Funktion des Vagusnervs und selbstverständlich mit der Funktion der Mikrobiom-Darm-Gehirn-Achse in Zusammenhang.

Im Gegensatz zur landläufigen Meinung ist das Vorliegen von dysbiotischen Bakterien (solchen, die problematisch sein können, wenn sie in großen Mengen vorhanden sind) eigentlich nicht das häufigste Problem, das ich in Stuhltests bei meinen Klientinnen und Klienten feststelle. Das häufigste Problem ist das Ungleichgewicht zwischen wünschenswerten Darmbakterien, den sogenannten „symbiotischen" oder den „Keystone"-Bakterien. (Keystone-Bakterien sind die sogenannten „Dirigenten der Dysbiose", die in eine gestörte Mikroflora einwandern und dort aktiv unkontrollierte Entzündungsreaktionen auslösen; Anm. d. Ü.).

Die Mikrobiom-Forschung verändert sich ständig und findet neue Stränge und neue Wege, um das Vorliegen von guten und weniger optimalen Arten zu beurteilen. In den letzten zehn Jahren gab es keine größere Entdeckung als die des Keystone-Strangs, der als *Akkermansia muciniphila* bekannt ist. Wie man festgestellt hat, steht dieser neu entdeckte Bakterienstrang hauptsächlich mit dem Leaky-Gut-Syndrom, mit Stoffwechselkrankheiten und einer Fehlsteuerung des Immunsystems in Verbindung, wenn er nur in geringen Mengen vorhanden ist.

Akkermansia ist ein anaerobes gram-negatives Bakterium, das zum ersten Mal 2004 im Darmtrakt des Menschen entdeckt wurde und seither das Lieblingsmikrobiom der einschlägigen Forschung ist. *Muciniphila* bedeutet wörtlich „Schleim liebend" und das weist direkt auf die Bedeutung dieses speziellen Strangs und seine Funktion hin, die vor den Epithelzellen der Darmschleimhaut liegende Schleimhautschicht zu erhalten. Dieses Bakterium kommuniziert mit Becherzellen in der Darmschleimhaut, um ihre Schleimbildungsfunktion als Schutzschicht zu unterstützen. Die bloße Anwesenheit von *Akkermansia muciniphila* im Darm ist ein Stimulans für die Becherzellen, eine starke und schützende Schleimhautbarriere aufrechtzuerhalten. Signale vom Vagusnerv sind erforderlich, um die Becherzellen zur Bildung und Sekretion von Schleim zu stimulieren, die Größe der Barriere zu erhöhen und zu erhalten und den Schaden von jeglichen dysbiotischen Bakterien zu begrenzen. ACh ist das hauptsächliche Signal, um die Aktivität der Becherzellen bei der Produktion der schützenden Schleimbarriere zu fördern. Somit sind die Becherzellen sowohl auf das Vorliegen von *Akkermansia*-Bakterien als auch auf die wirksame Zufuhr von ACh vom Vagusnerv angewiesen, um die Schleimhautbarriere zu erhalten und vor schädlichen Mikroben und bestimmten Nahrungsproteinen zu schützen.

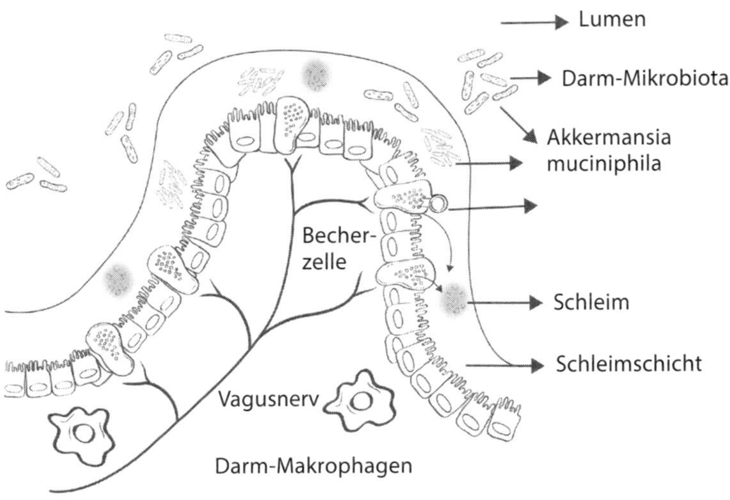

Jede Verminderung der Größe bei der äußeren und inneren Schleimschicht schafft Voraussetzungen dafür, dass Toxine die epitheliale Auskleidung der Darmschleimhaut abbauen können, was zu einer übermäßigen Darmdurchlässigkeit führt, dem Leaky-Gut-Syndrom. Ein durchlässiger Darm wird als ursächlicher Faktor mit nahezu allen chronischen Erkrankungen in Zusammenhang gebracht, von der Fettleibigkeit bis zum Autoimmungeschehen. Ein funktionsgestörter Darm ist der häufigste Weg, über den Toxine in den Körper gelangen und eine Entzündungsreaktion auslösen können, was, wenn es im Laufe der Zeit nicht überprüft wird, am häufigsten zu diesen Krankheiten führt.

Ein hohes Maß an Ungleichgewicht der Darmflora (bakteriell, durch Pilze bedingt, parasitär) oder bestimmte Nahrungsproteine (beispielsweise Gliadin aus Gluten oder Casein aus Milchprodukten) wurde oft als Ursache für diese chronischen Krankheiten genannt, doch die Nachweise sind eindeutig, dass es nicht nur einfach diese dysbiotischen Mikroben oder Proteine sind, die die Erkrankungen auslösen. Es müssen bestimmte Voraussetzungen erfüllt sein, damit die Mikroben oder Proteine Auswirkungen von biochemischem Stress haben können. Die Größe der Schleimhautbarriere steht in direktem Zusammenhang damit, und daher ist die Verbindung von *Akkermansia muciniphila,* der Funktion des Vagusnervs und den Becherzellen erforderlich, um vor den Umständen zu schützen, die zum Zusammenbruch führen.

Ich habe mit eigenen Augen sehr positive gesundheitliche Veränderungen bei meinen Klientinnen und Klienten gesehen, wenn wir uns gleichzeitig um die Faktoren des Mikrobioms, die Funktion des Vagusnervs und die Auswahl ihrer Ernährung gekümmert haben. An der Beseitigung unerwünschter Bakterien zu arbeiten, ist eine geeignete Herangehensweise, aber man sollte nicht vergessen, den Darm gegen einen künftigen potenziellen Angriff oder eine Herausforderung zu wappnen. Der Aufbau der Schleimhautbarriere kann sowohl für die Behandlung akuter Beschwerden als auch für die Vorbeugung künftiger Probleme von Nutzen sein.

Toxische Chemikalien und Schadstoffe

Wer einen konventionellen und modernen Lebensstil pflegt, ist ständig von einer Unmenge biochemischer Toxine und Stressfaktoren umgeben. Sie können sich tiefgreifend auf spezifische biochemische Prozesse auswirken oder einfach die Stressreaktion fördern und unseren Zustand so verschieben, dass er anfällig für Entzündungen wird. Es folgt eine – unvollständige – Liste einiger chemischer Stoffe in unseren Wohnungen, unseren Nahrungsmitteln und in unserer Umgebung, deren wir uns bewusst werden müssen, und die wir soweit wie möglich vermeiden oder entfernen sollten.

Nahrungsmittel und Landwirtschaft

- Pestizide, Fungizide und Herbizide
- Hormone und Antibiotika, die Nutztieren injiziert werden

Luft und Wasser

- Abfluss oder Freisetzung aus industriellen und landwirtschaftlichen Quellen
- Autoabgase
- 2,4-Dichlorphenoxyessigsäure (kurz 2,4-D), die auf das Gras von Golfplätzen aufgesprüht wird und in das lokale Wasser gelangt

Körperpflegeprodukte

- Aluminium in Deodorants und Antitranspirante
- Chemikalien in Schminke
- Benzole in Duftstoffen

Haushalts- und Konsumgüter

- Kunststoffe mit Bisphenol A (BPA), Bisphenol S (BPS) und anderen Xenoestrogenen
- Antihaftbeschichtetes Kochgeschirr mit Polytetrafluorehtylen- (PTFE) und Perfluoroctansäure-Auflage (PFOA)
- Chemische Reinigungsmittel mit stark reagierenden Chemikalien

Kleidung und Textilien

- Per- und polyfluorierte Chemikalien (PFAS)
- Schwer entflammbare Chemikalien in Haushaltstextilien

Zusätzlich zu diesen biochemischen Stressfaktoren sind wir auch durch andere Stressformen gefährdet, die von konventionellen Gesundheitsfachleuten bis vor kurzem nicht in Betracht gezogen wurden. Diese versteht man bisher (noch?) nicht gut und sie sind auch nicht erforscht, dennoch sind es Stressfaktoren, die weiter begutachtet und verstanden werden müssen, damit wir ihre potenziell schädlichen Wirkungen begrenzen können.

Dazu gehört zum Beispiel elektromagnetische Strahlung wie etwa durch Bluetooth und WLAN-Netzwerke, Mikrowellenherde, Mobiltelefone und Mobilfunknetze. Tun Sie Ihr Bestes und meiden Sie diese bisher noch nicht ganz verstandenen Stressquellen.

KAPITEL 6

ALLOSTATISCHE LAST

Was wäre, wenn es eine kumulative Anzeigentafel für den zunehmenden Verschleiß gäbe, den Ihr Körper im Laufe der Zeit erleiden musste? Über dieses Konzept wurde in vielen Büchern mit stichhaltigen Argumenten diskutiert und theoretisiert, auch in „Das Trauma in dir“ von Bessel van der Kolk und „Wenn der Körper Nein sagt“ von Dr. Gabor Maté. In diesem Kapitel wollen wir das Konzept der sogenannten allostatischen Last kurz besprechen.

Homöostase

Unter Homöostase versteht man die Fähigkeit des Körpers, durch Regulierung verschiedener physiologischer Prozesse von Augenblick zu Augenblick ein stabiles Milieu aufrechtzuerhalten. Dieses Konzept ist darauf ausgerichtet, physiologische Schlüsselvariablen wie die Körpertemperatur, den Blutzuckerspiegel, die Flüssigkeitsversorgung und den pH-Wert innerhalb eines engen Bereichs auf optimalem Niveau zu halten.

Die Homöostase wird durch den Mechanismus der negativen Feedback-Schleifen erzielt. Wir haben innere Sollwerte, die von zentralen Systemen (meist im ZNS) organisiert werden, und jede Abweichung von diesen Sollwerten wird durch physiologische Veränderungen ausgeglichen, um den Körper wieder ins Gleichgewicht zu bringen. Der Zeitrahmen der Homöostase ist sehr kurz und darauf ausgerichtet, von einem Augenblick zum anderen schnelle Anpassungen vorzunehmen, um den Körper wieder den inneren Sollwerten anzunähern. So entsteht Stabilität.

Ein einfaches Beispiel für einen homöostatischen Mechanismus ist, wenn Ihr Körper sich erwärmt, sodass Ihre innere Körpertemperatur steigt, und dann Ihr homöostatischer Mechanismus des Schwitzens versucht, Sie abzukühlen und Ihre Körpertemperatur wieder zum inneren Sollwert zurückzubringen.

Allostase

Die Allostase bezieht sich im Unterschied zur Homöostase auf die erweiterte Fähigkeit, Stabilität durch Anpassung an sich verändernde Rahmenbedingungen über lange Zeiträume zu erzielen. Das ist ein differenzierterer und dynamischer Prozess, um Stabilität als Reaktion auf derzeitige oder erwartete Herausforderungen zu erreichen.

Allostatische Mechanismen nutzen die Aktivierung des Nervensystems, des endokrinen Systems und des Immunsystems, um den Körper wirksam darauf vorzubereiten, dass er auf aktuelle und künftige Stressfaktoren reagiert. Sie sind komplexer und beteiligen zahlreiche Systeme, die den Umgang mit der physiologischen Reaktion auf aktuelle und zukünftige Stressfaktoren koordinieren. Damit agiert die Allostase über einen längeren Zeitrahmen als die Homöostase und muss die kumulativen Auswirkungen von Stressfaktoren und Anpassungen berücksichtigen. Der Fokus der Allostase liegt auf der Stabilität über einen längeren Zeitraum hinweg, selbst wenn dafür vorübergehende Abweichungen von den inneren Sollwerten erforderlich sind.

Allostatische Last

Die allostatische Last bezieht sich auf die kumulative Auswirkung von Stressfaktoren und Anpassungen im Laufe der Zeit, die zu „Verschleiß" im Körper geführt haben. Darum geht es in den zu Beginn dieses Kapitels genannten Büchern, und wie stark dieser Verschleiß ist, wirkt sich speziell auf die Fähigkeit des Vagusnervs aus, mit dem Stress umzugehen.

In einer akuten Situation besteht die Rolle des Vagusnervs darin, Informationen weiterzugeben, um in der Homöostase nahe am Sollwert zu bleiben, doch mit der Zeit und der Akkumulation von Stressfaktoren kann die Fähigkeit des Vagusnervs, mit Stress umzugehen sinken, da „die Bremsen verschleißen". Die Vorstellung davon, dass der Körper „mitzählt" sieht folgendermaßen aus: Je größer die allostatische Last ist, desto mehr Stress hat der Körper durchlaufen und desto weniger ist er in der in der Lage, mit künftigen Stressfaktoren umzugehen. Daher führt die Akkumulation von Stressfaktoren mit der Zeit tatsächlich zu einem ungewollten, aber nötigen neuen Sollwert oder einer neuen Normalität.

Genau aus diesem Grund müssen wir unseren Körper auf den Umgang mit Stress trainieren. Sich von Stressfaktoren erholen zu können, ist die Rolle des Vagusnervs, und im Laufe unserer Lebenszeit lassen sich Stressfaktoren nicht vermeiden. Die Auswirkung, die diese Stressfaktoren auf uns und unsere Fähigkeit haben wieder „herunterzukommen" und möglichst nahe zum anfänglichen Sollwert zurückzukehren, bestimmt, wie hoch unsere allostatische Last ist.

Am Besten trainieren wir unseren Körper für den Umgang mit Stressfaktoren mithilfe der sogenannten „Hormesis". Dabei handelt es sich um ein biologisches Phänomen, das darin besteht, dass wir uns bewusst einer geringen oder mittleren Menge von (psychischem oder physischem, aber niemals überbelastendem) Stress aussetzen und lernen, aktiv zum Sollwert zurückzukehren, sodass wir unsere Anpassungsfähigkeit, alias Belastbarkeit, aufbauen. Der Schlüssel zur langfristigen Senkung der Auswirkungen von Stress und zur Verringerung der allostatischen Last ist es zu lernen, unseren Vagusnerv für einen Umgang mit den verschiedenen Formen von Stress zu optimieren.

Der Grund, warum wir all die verschiedenen Formen von Stress und ihre Auswirkungen, die sie im Laufe Ihres Lebens auf Sie haben, auswerten, ist die Bestimmung Ihrer relativen allostatischen Last. Wir möchten auch wissen, welche Tools und Methoden Sie früher genutzt haben und jetzt nutzen, um Ihre Anpassungsfähigkeit aufzubauen und möchten Ihnen helfen, belastbar zu werden, sodass Sie für den Umgang mit künftigen Stressfaktoren gut gerüstet sind.

Innerhalb dieses Bereichs müssen wir Ihre Einstellung gegenüber Stress verstehen, womit wir uns im nächsten Kapitel eingehend beschäftigen werden.

KAPITEL 7

STRESSEMPFINDEN

Betrachten Sie Stress als etwas Schlechtes? Sind Sie persönlich in der Lage, einen Stressfaktor eher als positive Herausforderung zu erleben anstatt als Hindernis von außen, das Sie niederdrückt?

In ihrem Buch „Selbstbild" stellt die Autorin Carol Dweck die beiden grundlegenden Formen von Geisteshaltung dar, zu denen Menschen neigen und wie sie Stressfaktoren oder Herausforderungen wahrnehmen. Diese sind entweder „festgelegt" oder „wachstumsorientiert".[6]

Zu einer festgelegten Geisteshaltung gehört eine eingewurzelte Überzeugung, dass die Intelligenz oder die persönliche Leistungsfähigkeit statisch und begrenzt ist. Infolgedessen werden Herausforderungen als etwas betrachtet, das dem eigenen bequemen Leben entgegensteht. Menschen mit einer festgelegten Geisteshaltung wollen vor anderen als klug dastehen, daher konzentrieren sie sich nur auf Dinge, die sie bereits glauben bewältigen zu können. Wenn es Dinge gibt, in denen sie nicht gut versiert sind, neigen sie daher dazu, die Herausforderung zu vermeiden, leicht aufzugeben, Bemühungen als fruchtlos zu betrachten, konstruktive Rückmeldungen zu ignorieren und sich oft durch den Erfolg von anderen bedroht zu fühlen. Menschen mit dieser Geisteshaltung zeigen weniger

Bereitschaft zu lernen und zu wachsen und sie glauben, dass die Welt gegen sie arbeitet. Dagegen sind Menschen mit einer wachstumsorientierten Geisteshaltung der Überzeugung, dass Intelligenz nicht statisch ist, sondern sich im Laufe der Zeit entwickeln kann. Sie besitzen eine angeborene Neugier und den Wunsch zu lernen, was es ihnen ermöglicht, sich Herausforderungen zu stellen, trotz Rückschlägen nicht locker zu lassen und aus Kritik zu lernen. Sie betrachten Bemühungen als Weg zur Meisterschaft und ziehen Lehren und Inspiration aus dem Erfolg von anderen Menschen in ihrer Umgebung.

Von allen an Stress beteiligten Faktoren, die den Körper beeinträchtigen, ist für mich die individuelle Stresswahrnehmung fraglos der bei weitem wichtigste Faktor, wenn es um das Ausmaß möglichen Scheiterns geht.

Menschen, die glauben, dass die Herausforderung oder der Stressfaktor, mit der oder dem sie es zu tun haben, gegen sie arbeitet (festgelegte Geisteshaltung), neigen dazu, stärker unter den jeweiligen Auswirkungen zu leiden als diejenigen, die glauben, dass der Stressfaktor eine Herausforderung ist, die sie überwinden und aus der sie lernen können.

Ich habe in meiner Praxis mit sehr vielen Menschen Rücksprache gehalten und kann mit fast hundertprozentiger Sicherheit sagen, dass dieser Faktor am entscheidendsten dafür ist, wie gut eine Klientin oder ein Klient in meinem Programm abschneidet und ob es zu einem langfristigen Erfolg kommt. Was Sie glauben schaffen zu können, ist der wichtigste Faktor, wenn es darum geht, ob Sie sich der Herausforderung stellen und sie annehmen oder ob Sie ihr unterliegen.

Im Folgenden finden Sie einige wichtige Fragen, die Sie sich am Anfang Ihres Weges zu einer besseren Gesundheit wirklich stellen und ehrlich beantworten sollten.

- Betrachte ich meine Gesundheit als etwas, das mich ausbremst oder als Herausforderung, die ich überwinden oder von der ich lernen soll?
- Bin ich in der Lage und bereit, die Herausforderung anzunehmen?
- Bin ich bereit, angesichts neuer Informationen frühere Überzeugungen aufzugeben?

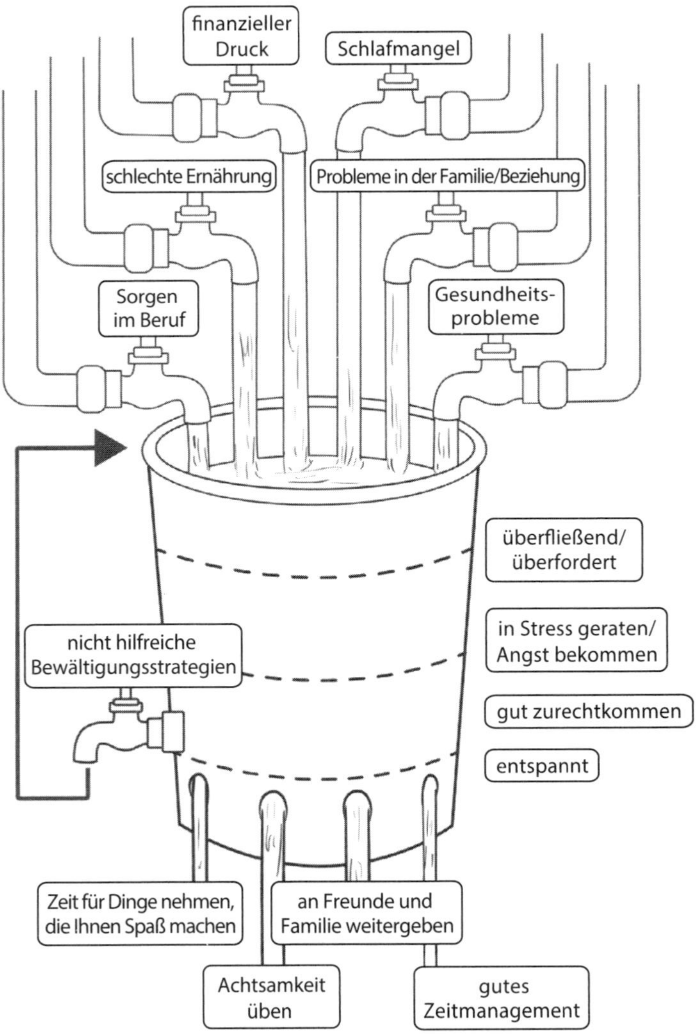

- Bin ich bereit, die neuen Informationen, die ich bekomme, zu nutzen, um in meinem Leben und an meinen Gewohnheiten wirklich etwas zu verändern?
- Bin ich bereit, Zeit, Kraft und Ressourcen einzusetzen, um das Leben zu gestalten, das ich führen möchte?

Fallgeschichte: Diane

Diane, eine 57 Jahre alte ehemalige Weltklasse-Eiskunstläuferin, kam 2020 zu mir in die Praxis und erzählte mir von vielen Stürzen auf dem Eis mit Gehirnerschütterungen, die von Migräne begleitet wurden. Sie litt unter einer ganzen Menge von Symptomen, weswegen sie bei mehreren Spezialisten in Behandlung war. Dazu gehörten Probleme mit der Wahrnehmung und dem Gedächtnis, eine leicht depressive Stimmung, eine gelegentliche Verstopfung, Gelenkschmerzen und ein niedriger Energiespiegel. Bei ihr waren kurz zuvor eine Schilddrüsenunterfunktion (Hashimoto-Thyreoiditis) und das Raynaud-Syndrom diagnostiziert worden, und sie war etwa drei Jahre vor ihrem Termin bei mir in die Menopause gekommen.

Ich machte eine sorgfältige Anamnese und erstellte einen Zeitstrahl ihrer Gesundheitsprobleme, zu denen in der Kindheit zu Hause auch das Passivrauchen, Amalgamfüllungen in den Zähnen, ständiges übermäßiges Training für ihre Eiskunstlaufkarriere als Teenager und in ihren Zwanzigern sowie Probleme mit ihrem Körperbild gehörten, weswegen es immer wieder zu Phasen von Essstörungen kam – sowohl Anorexie als auch Bulimie, die beide wesentliche Stressfaktoren für den Verdauungstrakt und die Signalübertragung im Vagusnerv sind. Diane war zudem dreimal schwanger und bekam vier Kinder (einmal Zwillinge); sie hatte jedoch ein psychisches Trauma erfahren, als sie 1993 eines ihrer Kinder verlor.

Meine klinische Untersuchung mithilfe funktioneller Labordiagnostik ergab einen mangelhaften Kohlenhydratstoffwechsel, eine schlechte Entgiftungsfähigkeit und einen hohen Spiegel von bakteriellen Toxinen aufgrund eines Leaky Gut. Die Stuhluntersuchung zeigte einen erhöhten Spiegel von Helicobakter pylori-Bakterien im Magen, zudem waren vier verschiedene dysbiotische Bakterien im Verdauungstrakt erhöht. Sie hatte auch einen sehr hohen Entzündungsbefund im Darm und es wurde das Enzym Calprotectin nachgewiesen.

Diane litt an einer erheblichen Anzahl von Stressfaktoren aus vielen verschiedenen Quellen – an körperlichem Stress durch zahlreiche Stürze auf dem Eis, biochemischem Stress durch eine Dysbiose des Mikrobioms, dem Ungleichgewicht von „guten" und „schlechten" Mikroben im Darm, Amalgamfüllungen, Passivrauchen, psychischem Stress durch die Herausforderungen aufgrund ihres Körperbildes, die zu Essstörungen führten und ganz eindeutig durch den Verlust ihres Kindes. Viele verschiedene Stressfaktoren in jedem der Stress-Eimer trieb das „Gaspedal" (das sympathische Nervensystem) an und verursachte schließlich den Ausfall der „Bremsen" (des parasympathischen Nervensystems).

In Dianes Fall arbeiteten wir mit Ernährungstherapie und ließen einige häufige Entzündungsauslöser weg, mit einer gezielten probiotischen Therapie, mit Nahrungsergänzungen zur Unterstützung der Entgiftung sowie mit Übungen für den Vagusnerv und erzielten in den ersten vier Wochen recht positive Ergebnisse. Dann begann sie den Vagusnerv zu stimulieren und startete mit einer pflanzlichen antibakteriellen Therapie, und ihre Gesundheit veränderte sich sehr zum Positiven.

Sie verriet mir, dass sie etwa sechs Wochen nach Beginn unseres Programms das Gefühl hatte als „habe sich das Licht wieder eingeschaltet", und ihre Stimmung, der Schlaf und die Energie wurden besser. Die Gelenkschmerzen waren deutlich weniger geworden und sie konnte wieder trainieren, was sich sehr günstig auf ihre Stimmung auswirkte. Der Wendepunkt war in ihrem Fall die Stimulation des Vagusnervs, die dazu beitrug, dass ihr Körper in einen Erholungszustand kam und sie sich dadurch leistungsfähiger und mehr in der Lage fühlte, größere Herausforderungen anzunehmen.

Diane hat weiterhin gesundheitliche Fortschritte gemacht und sie erzählte mir, es sei, als habe ihr Gehirn wieder angefangen zu arbeiten. Sie macht täglich Achtsamkeitsübungen, geht jede Woche zu einem Behandler, der mit chinesischer Medizin arbeitet, ernährt sich ketogen und praktiziert Intervallfasten an fünf Tagen in der Woche.

TEIL 2

DIE FUNKTION DES VAGUSNERVS VERSTEHEN UND EINSCHÄTZEN

KAPITEL 8

DIE ANATOMIE DES PERIPHEREN VAGUSNERVS

Der Vagusnerv ist im Körper ein peripherer Nerv, der im Hirnstamm beginnt und sich in den Hals, den Brustkorb und in den Bauchraum erstreckt. Diese Definition ist grundsätzlich richtig, doch dabei wird ein anderer wichtiger Bereich übersehen – die Signale, die aus den Nervenkernen des Hirnstamms in das zentrale Nervensystem weitergeleitet werden. Wir beginnen im Hirnstamm und sehen uns den peripheren Verlauf des Nervs an. Danach schauen wir uns die Neuronenbahnen im Zentralnervensystem an und wie die neuronalen Schaltkreise des Vagus die verschiedenen Gehirnbereiche verbinden, um die Bildung und Freisetzung von Neurotransmittern abzustimmen.

Die peripheren Neuronen, die den Vagusnerv bilden, beginnen im Hirnstamm und verzweigen sich dann von vier verschiedenen Regionen oder *Nuclei* – Zellkernen aus. Zu diesen Zellkernen gehören der hintere motorische Zellkern, der Zellkern des Vagus, der *Nucleus tractus solitarii* (NTS), der spinale Trigeminuskern und der *Nucleus ambiguus*. Jeder dieser Kerne steuert spezifische Komponentenfasern des Nervs.

Sensorische Neuronen leiten Signale von der Haut, die der Vagus innerviert, an den spinalen Trigeminuskern weiter. Dazu gehört ein bestimmter Hautabschnitt des Ohres durch den *Musculus Tragicus.*

Signale aus den inneren Organen des Körpers werden über den NTS zur Verarbeitung übertragen und dann zur weiteren Verarbeitung ins Gehirn geleitet. Diese Signale sind die parasympathischen afferenten Signale aus dem Magen, dem Darmtrakt, den Lungen dem Herzen, der Leber, der Gallenblase, der Bauchspeicheldrüse (dem Pankreas) und der Milz. Etwa 80 Prozent der Fasern des Vagus führen diese spezifische Aktion aus und das bedeutet, dass 80 Prozent der Informationen auf dem Vagus Aktualisierungen des Funktionszustands sind, die aus den Organen in unser zentrales Nervensystem kommen.

Wir sind auch dazu in der Lage, mithilfe parasympathischer efferenter Fasern, deren Ursprung im dorsalen, dem hinteren motorischen Kern liegt, direkte Signale über den Vagus zu diesen Organen zu senden. Diese Signale helfen, die Funktion des Herzens und der Lunge zu beruhigen und zu regulieren sowie die Tätigkeit des Darms und anderer der oben aufgezählten Organe zu steigern.

Der letzte Kern, der Fasern zum Vagus beisteuert, ist der *Nucleus ambiguus.* Dieser sendet Motoneuronen aus, die speziell die Mehrzahl der Muskeln im Hals und in den oberen Atemwegen steuern. Diese Muskeln sind dafür verantwortlich, dass die Atemwege offen bleiben und sorgen mithilfe der Stimmbänder dafür, dass wir sprechen können.

Der rechte und der linke Vagus sind die einzigen Nerven im Körper, die vier verschiedene Funktionen und vier verschiedene Kerne haben, die verschiedene Signale in afferenter (hinführend) und efferenter (ableitend) Richtung übertragen. Die meisten anderen Nerven im Körper leiten eine einfache sensorische Information aus der Haut und/oder motorische Bewegungssignale zu den Muskeln. Diese schlichte Tatsache zeigt, wie wichtig dieser Nerv für die optimale Funktion des Körpers ist.

Verfolgen wir nun den Weg der Nerven vom Hirnstamm hinunter zum Hals, zum Thorax (dem Brustbereich) und zum Abdomen (der Bauchregion).

In die Halsregion

Aus dem Bereich des Hirnstamms, der als „Medulla oblongata" bekannt ist, erstrecken sich Fasern des linken und des rechten Vagus in die Schädelhöhle (hauptsächlich die Innenseite des Schädels) und laufen zusammen, um den Vagusnerv zu bilden. Der Nerv tritt dann durch eine Öffnung, das *Foramen jugulare,* aus dem Schädel aus. Diese Öffnung ist sehr groß für den Nerv und weitere Blutgefäße, die vom Hals aus durchtreten und in den Schädel gelangen können. Ist der Nerv aus dem Schädel ausgetreten, zieht er in den unterhalb des Schädels liegenden Bereich des Halses direkt hinter dem Ohr und befindet sich zwischen der inneren Jugularvene und der inneren Halsschlagader. Diese Blutgefäße tragen dazu bei, dass Blut zum Gehirn hin- und von ihm abfließt und sind für uns lebenswichtig.

Unmittelbar nach dem Durchtritt durch das *Foramen jugulare* verdickt sich der Vagus und bildet das obere Ganglion (oder Jugular-Ganglion).

Ein Ganglion ist eine Nervenverdickung, die durch eine Ansammlung von sehr nahe beieinanderliegenden sensorischen

Nervenzellkörpern gebildet wird. Die Zellkörper der sensorischen Nerven sammeln sich in diesem Ganglion an, formieren sich dann neu zu dem dünneren Nervenabschnitt, der den ersten, den aurikulären Vagusast hervorbringt.

Dieser tritt dann durch eine andere Öffnung, den sogenannten „Canaliculus" (kleine Röhre) wieder in den Schädel ein und geht durch eine weitere Schädelöffnung, die „Fissura tympanomastoidea", in Richtung Ohr. Dann erstreckt sich der Nerv jeweils auf jeder Körperseite zur Haut des Ohres. Dieser Vagusast nimmt Berührung, Temperatur und Feuchtigkeit auf der Haut des externen Kanals, des Tragus und der Ohrmuschel wahr. Er ist das Hauptziel der Aktivierungsbehandlung bei einer Funktionsstörung des Vagus mithilfe der im Ohr befindlichen Akupunkturpunkte, von denen in späteren Kapiteln die Rede sein wird.

Während der Vagusnerv vom oberen Ganglion aus nach unten zieht, verdickt er sich noch einmal und bildet das untere Ganglion (das auch als *Ganglion nodosum* bekannt ist). Dieses Ganglion beherbergt die Zellkörper der Neuronen, die daran beteiligt sind, Informationen aus den inneren Organen zu liefern. Der Nerv wird dann wieder dünner und mündet sofort in einen Gang, der von einer Bindegewebsverdickung, der sogenannten Karotisscheide gebildet wird. Zusammen mit der inneren Halsschlagader (*Arteria carotis interna*) und der inneren Drosselvene (*Vena jugularis interna*) bekommen diese drei Strukturen zusätzlichen Weichteil-Schutz, während sie durch den Hals hinunterziehen.

Die Karotisscheide ist eine dichte Bindegewebshülle, welche die innere Halsschlagader, die innere Drosselvene und den Vagusnerv enthält. Diese Struktur ist für unsere optimale Funktion zwingend erforderlich, da sie die beiden Blutgefäße enthält, deren Aufgabe es ist, zusammen mit dem Vagusnerv die Durchblutung zum und vom Gehirn zu gewährleisten. Eine Beschädigung dieser Struktur würde zu großen Problemen bei der Regulation des Körpers und zu einer Funktionsstörung des zentralen Nervensystems sowie bei der Übertragung von wichtigen Signalen der Entzündungskontrolle über den Vagusnerv führen.

In der Karotisscheide gibt der Vagusnerv seine nächsten beiden Äste ab, den pharyngealen (im Rachen) und den oberen laryngealen (im Kehlkopf).

Im Pharynxast befinden sich Neuronen aus dem Vagus, aber auch einige Neuronen aus dem neunten (dem glossopharyngealen) und dem elften (dem akzessorischen) Hirnnerv. Sobald diese Neuronen zusammenlaufen, ziehen sie zur Mittellinie des Körpers, zum oberen Teil des Halses, dem „Pharynx“ (Rachen). Von dort übertragen die Nervenzellen des Vagus motorische Signale an zahlreiche Muskeln, die am Schluckreflex sowie am Öffnen und Schließen des oberen Luftweges und an der Erhaltung des Würgereflexes beteiligt sind.

Während der Vagusnerv in der Karotisscheide an den Seiten des Halses weiter absteigt, verzweigt er sich zu einem dritten Ast, dem sogenannten „oberen Kehlkopfnerv“ (*Nervus laryngeus superior*). Dieser zweigt unmittelbar nach dem Rachennerv vom Vagusnerv ab und schickt motorische Signale zu den Kehlkopfmuskeln über den Stimmbändern, insbesondere zu den Muskeln, die die Tonhöhe der Stimme steuern.

Auf seinem Weg hinunter durch die Karotisscheide verzweigt er sich zu den zervikalen Herzästen des Vagus, zu zweien seiner drei Herzäste, die zum Herzen ziehen und es innervieren. Der dritte, der thorakale Herzast tritt bald nach dem Verlassen der Karotisscheide auf – im thorakalen, also dem Brustbereich. Diese Äste mischen sich mit den Nerven des sympathischen

Nervensystems und bilden den *Plexus cardiacus*, das Herzgeflecht. Ein „Plexus“ ist eine Ansammlung von sich mischenden Nervenfasern aus verschiedenen Ästen und von unterschiedlichem Ursprung, Nerven, die Kurs auf einen bestimmten Ort nehmen. Wir haben zwei Herzgeflechte, einen Plexus vor der Aorta, den „oberflächlichen *Plexus cardiacus*“ und einen hinter dem Aortenbogen (vor der Luftröhre und den Bronchien der Lunge), den „tiefen *Plexus cardiacus*“.

Bei diesen Herzgeflechten kommen sympathische und parasympathische Fasern zusammen, sie mischen sich, bilden Äste und erstrecken sich auf verschiedene Bereiche des Herzens. Manche Fasern ziehen in Richtung des Sinusknotens am Herzen, andere zum Atrioventrikularknoten, dem AV-Knoten. Die Funktion dieser Nerven am Herzen wird im nächsten Kapitel besprochen. Vorläufig ist es am wichtigsten sich zu merken, dass diese Fasern Signale zur Steuerung der elektrischen Aktivität geben, die dafür sorgt, die Ihr Herz pumpt.

In den Thorax (Brustbereich)

Nach dem Austreten des Nervs an der Unterseite der Karotisscheide zieht er weiter in den Thorax, hinter den ersten und zweite Rippen und vor den großen Blutgefäßen, die aus dem Herzen kommen.

Der linke Vagusnerv verläuft vor dem Aortenbogen (die Aorta ist das wichtigste Blutgefäß, das Blut aus dem Herzen über den ganzen Körper verteilt) und sendet dann seinen vierten Ast aus – den *Nervus laryngeus recurrens*, den rückläufigen Kehlkopfnerv.

Inzwischen folgt der rechte Vagusnerv einem ähnlichen Weg; er verläuft jedoch vor der rechten *Arteria subclavia*, der

Unterschlüsselbeinarterie (anstatt vor der Aorta) und sendet dann seinen vierten Ast aus, den rechtsseitigen rückläufigen Kehlkopfnerv.

Beide rückläufigen Kehlkopfnerven folgen einem ähnlichen Weg auf den gegenüberliegenden Körperseiten. Das sind die einzigen Nervenäste, die tatsächlich „umdrehen“ und wieder zum Hals zurücklaufen. Sie transportieren motorische Signale aus dem Hirnstamm zu jedem der Kehlkopfmuskeln, die unter den Stimmbändern liegen. Ihre Funktion ist es, die Kehlkopfmuskeln zu aktivieren und Spannung in den Stimmbändern zu erzeugen. Das erlaubt unserer Stimme, verschiedene Tonhöhen und Klänge zu bilden. Eine monotone Stimme oder ein Unvermögen, beim Sprechen aktiv zwischen einer hohen und einer niedrigen Tonlage wechseln zu können, sind subtile Anzeichen für eine Funktionssteuerung des Vagusnervs. Auch auf Höhe der Aorta sendet jeder der Vagusnerven Äste zur Lunge, dem nächsten Organpaar. Der linke Vagus sendet einen Ast zum vorderen Lungengeflecht, der rechte einen zum hinteren Lungengeflecht. Diese Nervenäste mischen sich mit Neuronen des Sympathikus, ordnen sich neu, ziehen dann auf jede Seite und innervieren die Lunge. Sie ziehen zu den Bronchien und den größeren Lungenästen und öffnen und schließen sie je nach Bedarf des Körpers.

Der Thymus gehört zu den Thoraxorganen, die vom Vagus innerviert werden. Er ist unverzichtbar für die optimale Immunfunktion, wird jedoch aufgrund seiner Größe bei Erwachsenen (siehe unten) oft übersehen. Er liegt im Mediastinum, im Wesentlichen im Brustbereich, vor dem Herzen, aber hinter dem Sternum, dem Brustbein. Ein Vagusast zieht dorthin und schickt regulatorische Signale zum und aus dem Thymus.

Der Thymus bildet sich in einem frühen Stadium unserer Entwicklung und ist die Hauptquelle für die Schulung und das Wachstum der Leukozyten, der weißen Blutkörperchen. Das Organ gerät deshalb so leicht in Vergessenheit, weil es mit der Zeit zu schrumpfen beginnt und durch Fettgewebe ersetzt wird. Dieser Prozess beginnt in der Pubertät und kann sich bis zum Alter von 40 bis 50 Jahren fortsetzen. Ich betrachte den Thymus gerne als Schule für neue Immunzellen und da diese „Schule" alt wird und sich zurückbildet, verschlechtert sich die Qualität der Schulung, die die Leukozyten durchlaufen.

In das Abdomen (Bauchbereich)

Der letzte Bereich, der vom Vagusnerv innerviert wird, enthält die Bauchorgane. Das sind sowohl die wichtigsten Verdauungsorgane als auch diejenigen, die unser Immunsystem regulieren und sicherstellen, dass das Blut, das zu unseren anderen Zellen gelangt, keine Toxine enthält, die unsere Zellgesundheit negativ beeinflussen können.

Der erste dieser Äste zieht zum Magen. Ist unser Körper im parasympathischen Zustand des Ruhens und Verdauens (und nicht im Zustand von Kampf oder Flucht, von hohem Stress oder im sympathischen Zustand), stimulieren die Fasern des Vagusnervs die Funktion der Magenmuskeln. Sie senden Signale an die Parietalzellen zur Bildung und Sekretion von Salzsäure, den Hauptzellen für die Bildung und Sekretion von Pepsin und Gastrin und sie senden Signale an die glatten Muskelzellen des Magens, um die Nahrung im Magen physisch heftig durchzuschütteln und in den nächsten Abschnitt des Verdauungstrakts, den Dünndarm, zu transportieren.

Ist der Vagusnerv geschädigt und sendet diese wichtigen Signale nicht an die Magenzellen, führt das zu Problemen wie einer Gastroparese (einer Lähmung der Magenmuskeln) und/oder einer Hypochlorhydrie (wenig Salzsäure) – letztere ist eine Hauptursache vieler Gesundheitsprobleme. Ein ausreichend niedriger pH-Wert für die Aktivierung von Enzymen und den Abbau der Nahrung wird durch eine gesunde Menge von Magensäure und -sekretion im Magen erzeugt. Der optimale pH-Wert im Magen sollte im Bereich von 3.0 liegen, während alles über 5.0 nicht stark genug zur Aktivierung der Verdauungsenzyme, einschließlich Pepsin und Gastrin, im Magen ist.

Durch einen niedrigen Magensäurespiegel kann der pH-Wert des Magens nicht weit genug absinken und dadurch wird der Abbau der Nahrung gestört. Ein solch höherer pH-Wert kann auch dazu führen, dass unerwünschte Bakterien, Viren und Parasiten in den Darm gelangen und dann ihr Unwesen im Verdauungstrakt treiben.

Die zweiten Bauchäste ziehen zur Leber. Interessanterweise hängen diese zur und aus der Leber ziehenden Äste stark mit dem Hungergefühl und dem Verlangen nach bestimmten Arten von Nährstoffen zusammen. Unsere Nahrung gelangt zu Beginn in den Magen und wird dort abgebaut. Dann wird sie zum Dünndarm weitertransportiert, wo die meisten Makronährstoffe (Fette, Kohlenhydrate und die Aminosäuren aus den Proteinen) ins Blut aufgenommen werden. Diese Nährstoffe gelangen über die Portalvene zur Leber, werden dort gefiltert, verarbeitet und senden Signale zurück an das Gehirn.

Aus der Leber leitet der Vagusnerv Informationen über das Blutzuckergleichgewicht, die Fettaufnahme sowie Informationen über die Leberfunktion weiter. In diesem Rahmen kann er auch Informationen über die benötigte Menge an Galle für die Fettverdauung weitergeben. Die Leber hat viele Funktionen, die Input vom Vagus erfordern, einschließlich, aber sicher nicht nur für die Bildung von Gallensalzen (die dann in der Gallenblase gespeichert werden), für einen ausgeglichenen Blutzuckerspiegel durch die Glukosebildung, für den Umgang mit Hunger und Sättigung durch die Messung der Fettzufuhr und für die Filtrierung der Portalvene, die alle Nährstoffe und Toxine aus dem Darm sowie aus Phase 1 und Phase 2 der Entgiftungsprozesse für fettlösliche Hormone, Neurotransmitter und Toxine aus dem Körper bringt. Die Leber ist für unser Gesamtwohlbefinden sehr wichtig und die Vagus-Innervation geht sehr stark mit der Aufrechterhaltung dieses Gleichgewichts einher.

Eng verbunden mit der Leber ist die Gallenblase. Sie wird vom medizinischen System oft übersehen (ähnlich wie der Appendix des Blinddarms), ist aber wichtig für die optimale Funktion unseres Körpers. Wenn übermäßig viel Galle in der Leber gebildet wird, werden diese Gallensalze in der Gallenblase für die nächste Mahlzeit gespeichert. Bei dieser nächsten Mahlzeit pumpt die Gallenblase dann Galle in das Duodenum, den Zwölffingerdarm (den ersten Teil des Dünndarms), um die Aufnahme der Nahrungsfette ins Blut zu unterstützen.

Diese Pumpaktion der Gallenblase wird vom Vagusnerv vermittelt. Dazu sendet einer der Leberäste des Vagus Signale an die Gallenblase und aktiviert die glatten Muskelzellen in deren Wänden. Das geschieht als Reaktion auf eine Mahlzeit und die Feststellung der Geschmacksknospen (der sensorischen Rezeptoren auf der Zunge), dass Fett Teil der Mahlzeit ist und verdaut werden muss, sobald es in den Dünndarm gelangt ist.

Eine Funktionsstörung der Gallenblase, die wir von der Symptomatik an von Gallensteinen oder Gallenkoliken (aufgrund von Steinen) erkennen, ist ein unmittelbares Anzeichen für eine Funktionsstörung des Vagus. Sie tritt in den meisten Fällen auf, weil die Gallenblase ihrer Pumpaktivität nicht nachkommt. Kann sie die vorhandene Galle (wegen verminderter Vagussignale) nicht ausschütten, kommt es zu einer Konzentration der Galle und es bilden sich Salzkristalle, die sich mit der Zeit vermehren. Bleiben Salzkristalle im Gallengang hängen, bläht sich die Gallenblase auf, was zu erheblichen Schmerzen meist unter den Rippen auf der rechten Seite führt (wobei der Ort der Schmerzen stark variieren kann). Die Entfernung der Gallenblase, die sogenannte „Cholezystektomie", gehört zu den häufigsten Operationen weltweit.

Der nächste Vagusast führt zur Bauchspeicheldrüse, dem Pankreas. Die Bauchspeicheldrüse ist eine der wichtigsten Drüsen im Körper und hat sowohl einen exokrinen als auch einen endokrinen Anteil. Der endokrine Anteil bildet Insulin und Glukagon und schüttet beides direkt ins Blut aus, um den Blutzuckerspiegel auszugleichen. Der exokrine Anteil bildet Verdauungsenzyme und schüttet sie über einen Gang direkt in den Dünndarm aus. Die drei bedeutendsten von der Bauchspeicheldrüse gebildeten Verdauungsenzyme sind die Protease, die Proteine zu Aminosäuren, die Lipase, die Fette aus Triglyzeriden zu freien Fettsäuren und Cholesterin sowie die Amylase, die Kohlenhydrate zu Einfachzuckern abbaut.

Durch die Innervation des Vagus werden Signale von der Bauchspeicheldrüse zurück zum Hirnstamm geschickt und Informationen über den exokrinen und endokrinen Zellzustand vermittelt, sowie Signale aus dem Hirnstamm zurück zu dem Organ gesendet, die Signale bezüglich der Nahrungsaufnahme vermitteln und darüber, welche Enzyme für die Bildung und Freisetzung ins Blut und in den Verdauungstrakt benötigt werden. Die Innervation durch den Vagus ist für die Vermittlung dieser Informationen unerlässlich – ein Mangel an Signalübertragung verändert die Freisetzung von

Verdauungsenzymen und verringert so die Wirksamkeit des Verdauungsprozesses.

Hat der Vagusnerv den Magen passiert, bildet er den *Plexus coeliacus*, ein vegetatives Nervengeflecht, zu dem Fasern aus den oberen lumbalen Sympathikusganglien sowie parasympathische Fasern des Vagusnervs gehören. Dieses Netzwerk sendet dann Äste zu den anderen Bauchorganen.

Die Innervation der Milz ist im Zusammenhang mit dem Vagusnerv einzigartig und sehr wichtig. Die Milz hat die Funktion, die Immunzellen, die im Blut unterwegs sind, zu beherbergen, zu schulen und auf ihre Aufgabe vorzubereiten. Der Milznerv ist ein Nerv des Sympathikus, der sich vom *Plexus coeliacus* direkt zur Milz erstreckt. Durch sympathische Signale zur Milz wird diese veranlasst, Leukozyten wegen fremder Eindringlinge oder interner Stressfaktoren in höchster Alarmbereitschaft zu halten. Das ist eine wichtige Funktion, denn ohne diese Signale bleiben die Immunzellen nicht im Training und in Kampfbereitschaft, wenn sie gebraucht werden.

Die Vagussignale zur Milz sind ein wesentlicher Bestandteil des cholinergen antiinflammatorischen Signalwegs, denn es gibt viele Gewebe, die nicht direkt vom Vagus innerviert werden, etwa die Muskeln, die Knochen und die Haut. Zur Übermittlung von Entzündungskontrollsignalen arbeitet der Vagus mit der Milz zusammen, um die Nachricht über das Blut zu verbreiten. Vagussignale werden durch den Sympathikus an spezifische T-Zellen in der Milz weitergegeben, damit diese eingeschaltet werden und mehr ACh über den Körper verteilen. Über dieses Thema gibt es viel mehr zu sagen; ich mache das in Kapitel 11, wenn es um den cholinergen antiinflammatorischen Signalweg geht.

Nach dem *Plexus coeliacus* zieht der nächste Vagusast zum Dünndarm, dem Teil des Verdauungstrakts, der auf den Magen folgt. Nachdem die Nahrung durch die chemischen und physikalischen Vorgänge im Magen aufgespalten wurde, gelangt sie in den Dünndarm. Hier wird sie durch die entsprechenden Enzyme der Bauchspeicheldrüse und durch die Galle weiter verdaut.

Die Aufgabe des Dünndarms ist es, die überwiegende Mehrheit unserer Makronährstoffe abzubauen und zu resorbieren. Dazu gehören Fette, Kohlenhydrate und Proteine (die idealerweise in ihre Bestandteile, die Aminosäuren abgebaut werden). Ins Blut gelangen diejenigen Makronährstoffe, die die Schleimhautzellen des Dünndarms passieren dürfen.

Der Speisebrei muss durch die Windungen des Dünndarms transportiert werden. Damit dies geschehen kann, werden die glatten Muskelzellen, die den gesamten Verdauungstrakt auskleiden, vom Vagus aktiviert, indem er Signale an das ausgedehnte Netzwerk von Nerven, das sogenannte „enterische Nervensystem“ (auch als „zweites Gehirn“ bekannt) weitergibt, das die Bewegung der Nahrung durch den Verdauungstrakt auslöst.

Es ist unbedingt zu beachten, dass wir eine enorm wichtige Verbindung zu anderen Zellen haben, die sich in unserem Verdauungstrakt befinden. Ich meine hier die symbiotische Beziehung zwischen unseren Zellen und den Bakterien, die ihn unserem Darm leben – unserem Mikrobiom.

Die überwiegende Mehrheit unserer bakteriellen Verbündeten lebt im Dickdarm – dem dickeren, kürzeren Bereich des Verdauungstrakts. Obwohl diese Bakterien viele wichtige Vitamine, Mineralstoffe und biochemische Vorstufen für uns bilden, können sie, da sie eben Bakterien sind, auch viele Giftstoffe sowie Gas bilden. Wir benötigen ein System, das diese Bakterien sowohl unter Kontrolle halten als auch Signale über den Status des Verdauungstrakts und der Funktion des Mikrobioms an das Gehirn übermitteln kann.

Der Vagusnerv aktiviert die glatten Muskelzellen, um die Nahrung durch den übrigen Verdauungstrakt zu schieben, doch er ist auch der wichtigste Übertragungsweg für das Mikrobiom, um mit dem Gehirn zu kommunizieren. Der Vagus innerviert etwa die erste Hälfte des Dickdarms – den aufsteigenden und den querverlaufenden Teil.

Das letzte Organ, das der Vagus innerviert, sind eigentlich zwei, auf jeder Körperseite eines – die Nieren. Sie haben ein paar unterschiedliche Aufgaben, die für unsere Gesundheit von maßgeblicher Bedeutung sind. Die erste ist, das gesamte überschüssige Wasser und die Harnsäure, die wasserlösliche Toxine enthält, die aus dem Körper freigesetzt werden sollen, aus dem Blut herauszufiltern. Die Nieren filtern diese Flüssigkeit heraus und bilden Urin, den sie an die Blase weiterleiten. Einer der wichtigsten bestimmenden Faktoren für diese Kontrolle ist der Blutdruck. Der Vagus ist ein Hauptkontrolleur der Nierenfunktion und spielt daher auch eine wichtige Rolle bei der Steuerung des Blutdrucks.

Wenn der Vagus seinen Weg durchlaufen hat, endet er nicht einfach. Er bildet einen Endplexus, ein Geflecht mit den parasympathischen Nerven, die sich von der unteren Wirbelsäule aus erstrecken. Diese Fasern der parasympathischen Steuerung innervieren die zweite Hälfte des Dickdarms, den „absteigenden Dickdarm“ oder das „Sigma“ sowie die Blase und die Sexualorgane.

KAPITEL 9

VOM VAGUS BEEINFLUSSTE NERVENBAHNEN

Wenn wir an den Vagusnerv und an die meisten anderen Nerven denken, fällt es leicht, sich Ansätze aus dem Gehirn, dem Hirnstamm und dem Rückenmark vorzustellen, die mit allen Bereichen des Körpers in der Peripherie verbunden sind. Was oft übersehen wird, sind die Ansätze von diesen Nerven, die in das Zentralnervensystem gelangen (also Gehirn, Hirnstamm und Rückenmark) und die Relaisbahnen, durch die diese Informationen zu verschiedenen Gebieten des ZNS dann zur Verarbeitung gebracht werden. Diese inneren Relaisbahnen können ziemlich kompliziert werden und sich sehr oft überschneiden, doch ich will es vereinfachen und mein Hauptaugenmerk auf die Bahn legen, die innerlich vom Kern des *Tractus solitarius* (eine kompakte Leitungsbahn des zentralen Nervensystems; Anm. d. Verlags) weitergeleitet wird, da er für die Freisetzung vieler Neurotransmitter im Gehirn und im zentralen Nervensystem am relevantesten ist.

Wie wir bereits besprochen haben, sind etwa 80 Prozent der Fasern des Vagusnervs afferent, das heißt, sie lenken Signale vom Körper zum Hirnstamm im Bereich der *Medulla oblongata*. Der Kern des *Tractus solitarius* (kurz NTS aufgrund seines lateinischen Namens *Nucleus tractus solitarii*) ist der erste Kern, der diese Eingangssignale erhält. Der NTS ist der Anfangspunkt des cholinergen Systems innerhalb des ZNS, der die Bildung und Freisetzung des wichtigen Neurotransmitters Acetylcholin, auf den wir in Kürze zurückkommen, ermöglicht.

Wenn diese Signale in den NTS gelangen, werden sie zuerst über eine Neuronenbahn in eine Region im Hirnstamm, den sogenannten „Locus caeruleus“ (LC) weitergeleitet, eine wichtige Durchgangsroute von Informationen im Gehirn und im Nervensystem. Der LC hat die Aufgabe, einen wichtigen Neurotransmitter, das „Noradrenalin“ auszuschütten, das an Wachheit, Aufmerksamkeit und Konzentration beteiligt ist. Der LC bildet Noradrenalin als Reaktion auf Signale, die über afferente Fasern des Vagusnervs vom NTS hereinkommen.

LC-Ansätze leiten Noradrenalin in höhere Gehirnregionen zu acht bestimmten Regionen, um ihre Funktionen zu erweitern. Sehen wir sie uns an, um die inneren Auswirkungen eines optimal funktionierenden Vagus-Relais-Systems im Gehirn zu verstehen. Diese Funktionen wurden 2020 in einem Artikel von Bari wunderbar zusammengefasst.[7]

1. *Nucleus raphe dorsalis* (Dorsaler Raphe-Kern, DRK)

Der dorsale Raphe-Kern ist die Hauptquelle bei der Bildung von Serotonin im ZNS. Serotonin ist als Molekül bekannt, dass die Stimmung reguliert. Es wird in dieser Region aus der Aminosäure Tryptophan gebildet und später in Melatonin umgewandelt. Die LC-Signalisierung zum DRK steigert die Bildung und Freisetzung von Serotonin, was zur Steuerung der Stimmung führt, und unterstützt die Umwandlung von Serotonin in Melatonin in der Zirbeldrüse, wodurch die zirkadiane Regulierung und der Schlaf unterstützt werden. Dieser Bereich ist sehr wichtig für die Steuerung der geistigen Gesundheit.

2. Thalamus

Der Thalamus ist eine Gehirnregion, die zentral unter dem *Corpus callosum* (quer verlaufende Faserverbindung zwischen den beiden Großhirnhälften; Anm. d. Verlags) liegt und in hohem Maße an der Verarbeitung von sensorischen Eingangssignalen, der Stresserkennung und der Schmerzmodulation beteiligt ist. Der LC setzt an eine bestimmte Region an, den sogenannten „paraventrikulären Thalamus“ (PVT), der für die Anregung der Kognition und die Wachheit sowie für das Auslösen motivierter Verhaltensweisen entscheidend ist, indem er die Dopaminbildung und -freisetzung erhöht. Diese Region ist auch an dem Prozess beteiligt, der nach einer Anästhesie das Bewusstsein wieder einleitet. Die Innervation des PVT durch den LC (über vagale Eingangssignale) ist für die Wachheit, das Bewusstsein und ein fokussiertes motiviertes Verhalten unerlässlich.

3. Hypothalamus

Die Verbindungen zwischen dem LC und dem Hypothalamus sind ziemlich umfangreich und es würde Stunden dauern, sie so auseinanderzudividieren, dass man sie ganz verstehen kann. Der Hypothalamus liegt unter dem Thalamus im Gehirn und steuert die unwillkürlich ablaufenden, automatischen Funktionen (wie z. B. Atmung, Verdauung und Herzschlag; Anm. d. Verlags), die Hormonfreisetzung und den Schlaf-Wach-Zyklus. Zu einem Ausfall des Hypothalamus kommt es bei Alzheimer und anderen neurodegenerativen Krankheiten.

Sehr vereinfacht zusammengefasst führen die Verbindungen zwischen dem LC und dem Hypothalamus zu einer Steuerung des zirkadianen Rhythmus, sie regulieren die Darmperistaltik, indem sie diese an- oder abschalten (die Signale erhalten sie über den Vagusnerv) und die Koordination der von der (ihrerseits stark vom Hypothalamus gesteuerten) Hypophyse freigesetzten Hormone.

Eine suboptimale Signalübertragung des Vagusnervs durch den LC zum Hypothalamus kann zu Müdigkeit und Hormonfehlsteuerung führen, auch von Nebennierenhormonen wie Kortisol. Die nuancierte Aufgabe der Hypothalamus-Hypophysen-Nebennierenrinden-Achse (die HPA-Achse, auch Stressachse genannt, das System unserer Stressaktivierung; Anm. d. Verlags) scheint geregelt zu sein, wenn die Eingangssignale des Vagus optimal funktionieren. Eine neuere Studie des *Penn State College of Medicine* ergab, dass es bei Ratten, deren Vagusnerv durchtrennt wurde, zu einer Fehlsteuerung der HPA-Achse und daraus folgend zu suboptimalen Reaktionen auf akute Stressfaktoren kam. Eine geregelte Stressreaktion ist besonders wichtig für die Aufrechterhaltung der Homöostase und den Aufbau der Widerstandsfähigkeit.[8]

4. Amygdala und Hippocampus

Verbindungen vom LC erstrecken sich auch zur Amygdala und zum Hippocampus, zwei Gehirnregionen, die am emotionalen Gedächtnis und am Lernen, an der emotionalen Kontrolle und am Essverhalten beteiligt sind.

Die Amygdala ist daran beteiligt, Emotionen zu erzeugen und Angstreaktionen aufzuarbeiten. Bei einer posttraumatischen Belastungsstörung (PTBS) kommt es in dieser Region zu einer hochgradigen Fehlsteuerung, da die Schaltkreise der Angst stärker werden und es schwieriger wird, diese Angstreaktion zu verringern oder zu beseitigen.

Es hat sich gezeigt, dass die Stimulation des Vagusnervs die Fähigkeit verbessert, diejenigen Schaltkreise zu durchbrechen, die daran beteiligt sind, unangemessene Reaktionen auf akute Stressfaktoren bei Patienten mit chronischen angstbasierten Reaktionen auszulösen. Es sind hauptsächlich die Mikrogliazellen, die für die Formbarkeit oder Plastizität dieser neuronalen Verbindungen verantwortlich sind und sie benötigen Acetylcholin, um einen homöostatischen Haushalt aufrechtzuerhalten. Ohne eine ausreichende Signalübertragung durch den Vagus reicht der ACh-Spiegel nicht aus, damit diese Zellen optimal arbeiten können, und dies führt dazu, dass die Schaltkreise, die die Angstreaktion steuern, nicht reguliert werden können.

Neuronen im Hippocampus steuern die Lernfähigkeit und steigern die Kontrolle über unsere Erinnerungen. Es gibt direkte und indirekte Verbindungen vom Vagus über den NTS und den LC zum Hippocampus, die daran beteiligt sind, Signale vom Darm zum Gehirn zu übertragen. Vagus-Stimulierung verbessert nachweislich das Gedächtnis, die Wahrnehmungs- sowie die Lernfähigkeit, indem sie durch verstärkte Entzündungskontrolle die Aktivität im Hippocampus reguliert. Dies geschieht durch die Ausschüttung von ACh und des vom Gehirn stammenden neurotrophen Faktors (BDNF, von engl. *Brain-derived neurotrophic factor*). Die optimale Vagus-Innervation im Hippocampus steigert unsere Fähigkeit zu lernen und unsere Erinnerungen wirksamer zu steuern.

5. *Cerebellum* – Kleinhirn

Das Cerebellum, das Kleinhirn, hat viele verschiedene Funktionen, doch die am besten verstandene Funktion ist die Angleichung und Perfektionierung von Bewegungen durch Bewegungskoordination. Das Noradrenalin vom LC trägt dazu bei, dass die aktive Arbeit des Kleinhirns sichergestellt ist und es Bewegungen koordinieren und unsere Koordination genau abstimmen kann.

6. Der präfrontale und der sensorische Kortex

Die Verbindung zum präfrontalen Kortex trägt dazu bei, einen Prozess namens „Exekutivfunktion" voranzutreiben. Dadurch können wir aufmerksam bleiben, die Wahrnehmung und komplexe Funktionen optimieren, soziale Situationen deuten und darauf mit flexiblem Verhalten reagieren. Der präfrontale Kortex ist der Bereich des Gehirns, der mit höheren kognitiven Leistungen in Zusammenhang gebracht wird, wie etwa Verarbeitung und logisches Denken, die uns Menschen von anderen Primaten und Säugetieren unterscheiden.

Die optimale Vagusfunktion unterstützt uns dabei, dass diese komplexen Funktionen rechtzeitig ablaufen können. Wenn die Signalübertragung vom Vagus unzureichend ist, kann es schneller zum Auftreten von Entzündungen kommen, da die Mikrogliazellen auf ein Entzündungsgeschehen vorbereitet sind, was sich oft durch langsamere kognitive Verarbeitung äußert sowie darin, nicht so klar denken zu können wie man möchte.

Der sensorische Kortex erhält Signale von den peripheren Nerven des Körpers und übermittelt diese Signale zur Verarbeitung an andere Bereiche des Gehirns, um beispielsweise Bewegungen und andere Reaktionen anzustoßen. Vagale Eingangssignale stellen sicher, dass die sensorische Verarbeitung effektiv abläuft und sorgen dafür, dass die Reaktionen der Situation, die die Empfindung auslöst, angemessen sind. Unangemessene Reaktionen können sich als Überempfindlichkeit gegenüber Berührung äußern. Fibromyalgie beispielsweise kann auch mit einer unangemessenen Verarbeitung im sensorischen Kortex zu tun haben, die durch übermäßige Entzündungssignale ausgelöst wird.

7. *Substantia nigra* und das ventrale tegmentale Areal

Die Neuronen in der *Substantia nigra* („schwarze Substanz", ein Kernkomplex im Bereich des Mittelhirns, der durch seinen Gehalt an Eisen und Melanin dunkel – lat. „nigra" – aussieht; Anm. d. Verlags) sind die primären Quellen der Dopaminbildung im Gehirn und im ZNS. Dopamin ist unser Motivations- und Antriebsmolekül, das uns signalisiert, dass wir uns anstrengen müssen, um etwas zu erreichen. Es ist als Neurotransmitter an Abhängigkeits- und Zwangsverhalten beteiligt. Eine Funktionsstörung dieser Bereiche tritt nachweislich bei der Parkinson-Krankheit auf.

Noradrenalin schickt der *Substantia nigra* und dem ventralen tegmentalen Areal Signale zur Stimulierung der Dopaminbildung in den Neuronen, wodurch wir die Motivation entwickeln, auf ein Ziel zuzusteuern. Damit wir am Erreichen dieses Ziels arbeiten können, ist ein optimaler Dopaminspiegel erforderlich, und diese Bereiche sind auf Noradrenalin aus dem LC angewiesen, um diesen Ablauf zu aktivieren.

8. Basales Vorderhirn (*Nucleus basalis Meynert* und medialer Septumkern)

Der *Nucleus basalis Meynert* (auch Meynert-Basalkern, benannt nach dem deutsch-österreichischen Psychiater und Neurologen Theodro Hermann Meynert; Anm. d. Verlags) und der mediale Kern (*Nucleus septalis medialis*) gehören zum ZNS und sind die Hauptquellen für Acetylcholin. Wie wir im Laufe des Buchs durchgehend feststellen werden, ist Acetylcholin absolut unverzichtbar, wenn es darum geht, Entzündungen und die Aktivität der Immunzellen zu regulieren. Das gilt nicht nur in der Körperperipherie, sondern noch mehr im Gehirn und im zentralen Nervensystem.

Der Meynert-Basalkern ist die Hauptquelle für Acetylcholin im Großhirn, während der mediale Kern sein Acetylcholin hauptsächlich in das Mittelhirn, das Kleinhirn und in den Hirnstamm überträgt. Die Freisetzung von ACh aus diesen Kernen dient dazu, die Aktivität der gewebeständigen Immunzellen – unter anderem der Mikroglia und der Astrozyten – zu regulieren. Damit befassen wir uns eingehend in den Kapiteln 10 und 11. Die Regulierung dieser Zellen hilft, deren Drang zur Entzündung zu verringern und hält uns in einem Zustand der Ruhe, Verdauung und Erholung. Wir können in der Homöostase und im Zustand optimaler Funktionsfähigkeit verbleiben, wenn wir über eine entsprechende Menge an ACh verfügen, das seine Signale aus dem Vagus zum NTS (Solitärtrakt), dann zum LC (*Locus caeruleus*) und schließlich zum Meinert-Basalkern sendet. Die wirksame Signalübertragung von ACh ist der Knackpunkt der Funktion des Vagus.

Da der Vagusnerv 80 Prozent seiner Signale über afferente Fasern an das ZNS sendet, hängt die optimale Vagusfunktion in hohem Maße mit einer optimalen Gehirnfunktion, einer ausgeglichenen Stimmung, koordinierten Bewegungen und der Entzündungskontrolle zusammen. Eine uneingeschränkte Signalübertragung des Vagus zum Gehirn ist von großer Bedeutung – insbesondere, wenn es um Herausforderungen der geistigen Gesundheit, ein Schädel-Hirn-Trauma, neurodegenerative Erkrankungen oder auch um die Erholung von hochgradig stressigen Ereignissen geht.

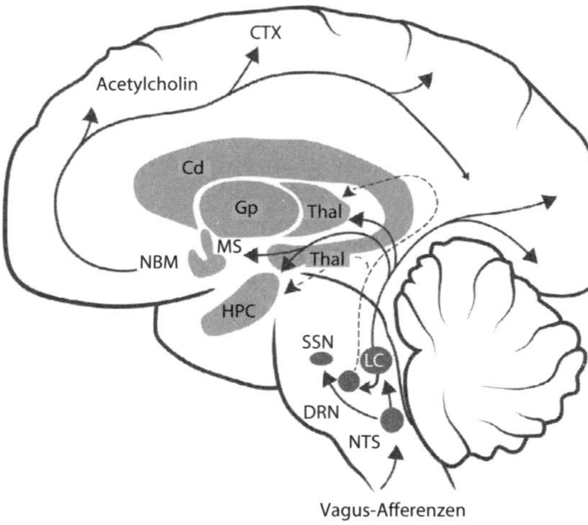

Cd *Nucleus caudatus* (Schweifkern)
CTX *Cortex cerebri* (Großhirnrinde)
DRN *Nucleus raphe dorsalis* (dorsaler Raphe-Kern)
Gp *Globus pallidus* (Pallidum, Kerngebiet im Gehirn)
HPC Hippocampusformation (funktionelle Einheit im Gehirn)
LC *Locus caeruleus* (Kerngebiet im Gehirn)
NBM *Nucleus basalis Meynert* (Meynert-Basalkern)
NTS *Nucleus tractus solitarii* (Kern des Tractus solitarius, Geschmackskern)
MS Mediale Septumkerne
SSN *Nucleus salivatorius superior* (oberer Speichelkern)
Thal Thalamus

Von allen Verbindungen des Vagusnervs ins ZNS sind meiner Ansicht nach diejenigen zum *Locus caeruleus* und zum Meynert-Basalkern die wichtigsten für die Regulierung von Entzündungen und eine optimale kognitive Funktion. Der *Locus caeruleus* bildet Noradrenalin, das für Schwerpunkt und Aktivierung in vielen Kernen sorgt, während der Meynert-Basalkern für die

Regulierung der Immunzellen des ZNS, insbesondere die Mikroglia und die Astrozyten, dringend erforderlich ist; Zellen, die im Hinblick auf ihre Bedeutung für eine optimale Gehirnfunktion übersehen worden sind.

Fallstudie: Vlad

Vor achtzehn Jahren kam es bei Vlad zu einigen merkwürdigen neurologischen Symptomen. Er verlor seinen Geruchssinn, bemerkte, dass seine Stimme schwächer wurde und seine rechte Hand begann zu zittern. Im Laufe der Zeit stellte er auch Schluckbeschwerden fest, er hatte ein paar leichte Erstickungsanfälle und einen schweren ein paar Jahre, bevor er mich aufsuchte. Unzählige Arzttermine und Tests im Laufe der nächsten paar Jahre führten schließlich zu einem Ergebnis, als sein Neurologe Parkinson diagnostizierte.

Vlads Frau Renée wollte unbedingt herausfinden, warum es dazu gekommen war, denn in seiner Familie gab es weder solche Fälle noch ein offensichtliches Risiko, er hatte auch nie eine Gehirnerschütterung oder eine erkennbare Gehirnverletzung gehabt. Sie begann nachzuforschen und wurde schließlich zur ganzheitlichen Therapeutin und Ernährungsspezialistin, um zu sehen, ob sie ihm helfen konnte, die Ursache für seine sich verschlechternde Gesundheit zu finden.

Beim ersten Gespräch erzählte mir Vlad, dass er viele Ernährungsstrategien ausprobiert hatte, die für seine Verdauung hilfreich gewesen waren, aber er fühlte sich ziemlich depressiv und war die meiste Zeit in einem Stimmungstief. Er hatte vorher freiberuflich als Film- und

Video-Produzent sowie als Regisseur gearbeitet, doch aufgrund seiner Diagnose, der neurologischen Probleme und des Energiemangels hatte er sich zurückgezogen, obwohl er immer noch eine Leidenschaft dafür hatte, etwas zu gestalten. Er wollte auch wirklich seine Familie unterstützen so gut er konnte, da er aber nicht arbeitete, konnte er finanziell nichts beitragen. Er und Renée hatten mein erstes Buch gelesen und waren daran interessiert, mehr über die Verbesserung der Vagus-Funktion zu erfahren, da diese mit manchen der neurologischen Befunde und der Ergebnisse zur Gesundheitsoptimierung zusammenzuhängen schien.

Vlad hatte drei Ziele, die er erreichen wollte: Mehr Energie, weniger Zittern und weniger Körpersteifigkeit. Er wollte sich auch besser organisieren können und eine Besserung seiner Depressionen sowie seiner geistigen Gesundheit erreichen. Er spielt sehr gerne Pickleball (eine Mischung aus Tennis, Badminton und Tischtennis; Anm. d. Ü.), und er macht das regelmäßig, doch seine Energie ist nach einem Spiel immer ziemlich im Keller.

Im Zuge der Hilfe für Vlad und seine Frau bei der Suche nach einem Hauptauslöser für seine Gesundheitsprobleme und seine Diagnose erzielten wir einen Durchbruch. Etwa zwei Jahre vor Beginn seiner anfänglichen Symptome hatte der Sohn der beiden einen schlimmen Autounfall, bei dem er von einem Auto angefahren wurde, und ein schweres Schädel-Hirn-Trauma erlitt (Stufe 8 auf der Glasgow-Koma-Skala für die Kliniker unter der Leserschaft). Der Vorfall selbst war für die Familie psychologisch sehr schwierig und laut Renée war während des folgenden Jahres der Rehabilitation Vlad derjenige, der die Familie zusammenhielt.

Die Erfahrung, sich ganz in den Dienst von anderen stellen zu müssen und seine eigenen Bedürfnisse zu opfern, um für sie zu sorgen, kann ein wesentlicher Stressfaktor sein, und das scheint das auslösende Ereignis gewesen zu sein, mit dem der Zusammenbruch von Vlads Immunsystem und der Mikroglia im Gehirn seinen Anfang nahm. Das war also wahrscheinlich der Vorfall, der Vlads Parkinson-Diagnose auslöste.

Nachdem er eine Woche lang die empfohlene Vagus-Stimulation durchgeführt sowie Ernährungs- und Nahrungsergänzungstherapien angewendet hatte, teilte Vlad mir mit, dass er mit mir sprechen wollte. Wir telefonierten sofort und er hatte einige erstaunliche Neuigkeiten zu berichten. Er sagte, an diesem Morgen nach dem Aufwachen konnte er riechen, dass Renée unten in der Küche Schinken briet. Dies war das erste Mal nach fast 18 Jahren, seit er seinen Geruchssinn fast völlig verloren hatte, dass er etwas so intensiv riechen konnte.

Durch die Stimulierung von Vlads Vagusnerv konnten wir entzündungshemmende Signale über die afferenten Bahnen zum Meynert-Basalkern schicken, die Freisetzung von ACh aktivieren und den Mikroglia Signale zur Verringerung ihrer Entzündungsaktivität senden. Es gingen auch Signale zur Unterstützung der Dopaminbildung an die *Substantia nigra,* dem Gebiet des Gehirns, das bei Parkinson in Mitleidenschaft gezogen wird.

KAPITEL 10

MAKROPHAGEN – DIE ZIELZELLEN DES VAGUSNERVS

Seit meinem vorhergehenden Buch habe ich mir oft eingehende Gedanken über den genauen Mechanismus gemacht, über den so ein einfaches System wie der Vagusnerv tatsächlich funktioniert und sich auf so viele Organe und zellulären Prozesse auswirkt. Es schien aber, als gäbe es für mich auf diese eine Frage niemals eine vollständige Antwort, da die meisten Untersuchungen den Schwerpunkt überwiegend auf die verschiedenen Erkrankungen legten, an denen eine Funktionsstörung des Vagus beteiligt war.

Anfang 2022 lernte ich JP Errico kennen, den Mitbegründer von *electroCore Inc.* Dieses Treffen war ein Wendepunkt für mich, denn dadurch lernte ich umfassender und tiefer zu verstehen, wie einfach und komplex zugleich die Funktion des Vagusnervs ist und wie genau er solch weitreichende Auswirkungen haben konnte.

In meinen ersten Gesprächen mit JP diskutierten wir über alles, was den Vagus und seine Zielfunktionen betrifft. Das erweiterte mein Verständnis für den Mechanismus, durch den der Vagus abgebaut und wieder aufgebaut wird sowie für die Gründe, warum manche Menschen in der Lage sind, Herausforderungen schnell zu bewältigen, während andere viel länger brauchen. Lassen Sie uns nun damit beschäftigen, die Zielzellen des Vagusnervs, die großartigen Makrophagen, voll und ganz zu verstehen! JP und ich führen diese faszinierenden Gespräche weiterhin in unserem *Health Upgrade* Podcast.

Das verkannte Immunsystem

Unter dem Immunsystem verstehen die meisten Menschen das Abwehrsystem des Körpers, das unsere Organe vor einem durch äußere Bedrohungen unseres Lebens oder unserer Funktionsfähigkeit verursachten Zusammenbruch schützt. Das ist grundsätzlich richtig, aber nicht alles.

Das Immunsystem besteht aus zwei Anteilen, dem angeborenen und dem erworbenen oder adaptiven.

Das angeborene Immunsystem ist von der frühen Embryonalentwicklung an vorhanden und spielt eine zentrale Rolle bei der Gestaltung der Gewebebildung, bei der Immuntoleranz und beim Schutz vor Krankheitserregern. Obwohl sich der Fötus in einer relativ sterilen Umgebung befindet, erfordern Wechselwirkungen mit den mütterlichen Zellen und mögliche Kontakte mit Mikroben eine aktive angeborene Immunreaktion. Die angeborenen Immunzellen, zu denen die Makrophagen, die natürlichen Killerzellen (NK), die dendritischen und die neutrophilen Zellen gehören, sind an verschiedenen Prozessen beteiligt, mit denen wir uns in Kürze ausführlich befassen.

Das erworbene Immunsystem ist ein spezialisierterer und verfeinerter Abwehrmechanismus, der sich während der

Kindheit entwickelt und maßgeschneidert auf bestimmte Krankheitserreger reagiert. Seine Aktivierung dauert länger, doch es bietet eine langfristige Immunität und ein Immungedächtnis. Beim Auftauchen eines Krankheitserregers bildet das erworbene Immunsystem Gedächtniszellen, die sich an den Erreger „erinnern". Bei nachfolgenden Kontakten reagiert das erworbene Immunsystem schneller und stärker und bietet einen Langzeitschutz. Zur Reaktion des erworbenen Immunsystems gehören spezialisierte Zellen, die „B-Lymphozyten" (B-Zellen) und die „T-Lymphozyten" (T-Zellen). Die B-Zellen bilden Antikörper, die auf spezifische Antigene abzielen, während die T-Zellen die infizierten Zellen direkt angreifen oder Immunreaktionen koordinieren.

Auch wenn alle Immunzellen auf Signale vom Vagusnerv reagieren, ist der Makrophagenanteil des angeborenen Immunsystems von größter Wichtigkeit, da diese Zellen die „Hausmeister" und Instandhalter unserer Gewebe und Organe sind.

Was ist das Besondere an den Makrophagen?

Nach der Empfängnis beginnt sich durch den Prozess der Zellreplikation ziemlich schnell ein menschlicher Embryo zu bilden. Während dieses Prozesses teilt sich jede der pluripotenten Stammzellen (Zellen mit vielen möglichen Differenzierungswegen) in spezifische Zelltypen auf. Bevor sich diese Zellen zu funktionellen Zellen jedes Organs oder Systems aufteilen und spezialisieren, brauchen sie einen „Wegweiser" oder „Manager", um sicherzustellen, dass der Aufteilungsprozess wirksam abläuft, damit die richtigen Zellen zu den richtigen Gebieten gelangen und die richtigen Signale zur Förderung der

Zellaufteilung freigesetzt werden. Die Makrophagen sind der Zelltyp des angeborenen Immunsystems, der in hohem Maße an der Steuerung dieser Prozesse beteiligt ist.

Während der menschlichen Embryonalentwicklung bilden sich die Makrophagen aus zwei primären Quellen, dem Dottersack und der fötalen Leber. Während der frühen Entwicklungsstadien sind die Makrophagen aus dem Dottersack die ersten, die im sich entwickelnden Embryo auftreten. Sie tauchen zwischen dem 16. und 19. Tag nach der Befruchtung auf und spielen eine entscheidende Rolle beim Gewebeumbau, der Angiogenese (der Bildung der Blutgefäße) und der Hämatopoese (der Bildung der Blutzellen).

Mit fortschreitender Embryonalentwicklung werden die Makrophagen aus dem Dottersack etwa um die vierte oder fünfte Woche der Schwangerschaft allmählich durch Makrophagen aus der fötalen Leber ersetzt. Sie tragen nun zum Gewebeumbau, zur Immunanpassung und zur Entfernung von apoptotischen Zellen (Zellen, die durch den reinigenden Prozess der Apoptose, des gezielten Zelltods, gegangen sind; Anm. d. Verlags) bei. Während der mittleren bis zur späten Embryonalentwicklung wandern die Makrophagen aus der fötalen Leber in verschiedene Gewebe ein und infiltrieren sie; dort werden sie einer gewebespezifischen Aufteilung unterzogen und bilden in jedem Organ, in dem sie sich befinden, die ortsständigen Makrophagen.

Die Aufteilung von Makrophagen in spezifischen Geweben tritt dadurch ein, dass sie auf lokale Signale und Reize reagieren. Diese Makrophagenpopulationen nehmen einzigartige phänotypische Eigenschaften und Funktionen an, die an die Umgebung ihres jeweiligen Organs beziehungsweise Gewebes perfekt angepasst sind. An der Entwicklung beteiligte Makrophagen tragen maßgeblich dazu bei, die Aufteilung von

Stammzellen in verschiedene Zellgruppen zu steuern, die schließlich als Organe zusammenarbeiten werden.

Diese Makrophagen steuern nicht einfach die Entwicklung der Organe, packen dann zusammen und verschwinden. Sie lassen sich vielmehr während unseres Wachstums in jedem dieser Organe nieder und bleiben lebenslang dort. Aufgrund ihrer Aufteilung in jedes Organ haben sie viele verschiedene Namen bekommen, doch ihre allgemeine Funktionalität in jedem dieser Organe ist die gleiche. Diese Zellen sind als ortsständige (sessile) Makrophagen oder Gewebsmakrophagen bekannt. In der folgenden Liste werden alle aufgezählt, die sich im Körper befinden.

Gewebsmakrophagen im Körper*

Organ	**Gewebsmakrophage**	**Funktionsstörung/ Beteiligung**
Zentrales Nervensystem	Mikroglia	Neurodegenerative Erkrankungen
Lunge	Alveolarmakrophagen	Asthma, Atemwegsinfektionen
Leber	Kupffer-Zellen und mobile Makrophagen	Nicht-alkoholische Fettlebererkrankung (NAFLD), Nicht-alkoholische Fettleberentzündung (NASH)
Haut	Langerhans Zellen	Psoriasis, Ekzeme, Hautausschläge
Nieren	Nieren-ständige Makrophagen und glomeruläre Mesangiumzellen	Polyzystische Nierenkrankheit, Nierenfibrose
Herz	Residente Herzmakrophagen	Myokarditis
Blutgefäße	Gefäßmakrophagen	Herzkreislauferkrankungen

Organ	Gewebsmakrophage	Funktionsstörung/ Beteiligung
Magen	Intestinale Darmmakrophagen	Hypochlorhydrie
Dünndarm	Intestinale Makrophagen	Erhöhte Durchlässigkeit der Darmschleimhaut
Dickdarm	Intestinale Makrophagen	Entzündliche Darmkrankheiten
Skelettmuskel	Muskuläre Makrophagen	Kachexie, Muskelabbau
Knochen	Osteoklasten	Osteoporose
Bindegewebe	Histiozyten	Ehler-Danlos-Syndrom (EDS)
Eierstöcke	Makrophagen der Eierstöcke	Polyzystisches Ovarialsyndrom (PCOS)
Gebärmutter	Uterine Makrophagen	Endometriose
Hoden	Makrophagen der Hoden	Männliche Unfruchtbarkeit
Milz	Makrophagen der roten und der weißen Pulpa und Makrophagen der weißen Pulpa	
Nebennieren	Makrophagen der Nebennieren	Dysfunktion der HPA-Achse
Bauchspeicheldrüse	Makrophagen der Langerhans-Inseln	Diabetes Typ 1
Blutkreislauf	Zirkulierende Monozyten	Blutkrebs
Bauchfell	Peritoneal-Makrophagen	
Fettgewebe	Mit Fettgewebe assoziierte Makrophagen	Fettleibigkeitsbedingte Entzündungen

* Quelle: M. K. Lee et al., „The Role of Macrophage Populations in Skeletal Muscle Insulin Sensitivity: Current Understanding and Implications." *International Journal of Molecular Science* 24/11467 (2023); https://doi.org/10.3390/ijms241411467

Sobald wir voll entwickelt sind, spielen Gewebsmakrophagen eine entscheidende Rolle in jedem Organ, in dem sie sich befinden. Ich sehe das ähnlich den Rollen der Reparatur-,

Wartungs-, Haushaltungs- und Sicherheitsteams, die ein Gebäude instandhalten.

Gewebeinstandhaltung und -reparatur: Gewebsmakrophagen tragen zur Instandhaltung und zum Reparaturprozess des Gewebes bei. Sie entfernen Zellrückstände, fördern den Gewebeumbau und unterstützen die Wundheilung, indem sie Wachstumsfaktoren und extrazelluläre Matrixkomponenten bilden.

Immunüberwachung: Gewebsmakrophagen dienen als Wachposten zur ständigen Überprüfung der lokalen Mikroumgebung auf potenzielle Bedrohungen. Sie entdecken und umfließen Pathogene und verhindern ihre Verbreitung innerhalb von Geweben. Zudem spielen sie eine Rolle bei der Antigenpräsentation, die Antigene für Immunzellen sichtbar macht, sodass bei Bedarf die adaptive Immunantwort aktiviert werden kann.

Immunologisches Gedächtnis: Gewebsmakrophagen können ein immunologisches Gedächtnis entwickeln. Sie speichern Informationen über vorherige Kontakte mit Pathogenen und ermöglichen schnellere und wirksamere Reaktionen auf eine erneute Infektion.

Regulierung von Entzündungen: Gewebsmakrophagen steuern Entzündungsreaktionen. Sie können je nach den Rahmenbedingungen Entzündungen initiieren oder eindämmen und übersteigerte Entzündungen verhindern, dabei aber die Fähigkeit beibehalten, auf Infektionen oder Verletzungen zu reagieren. Das ist besonders wichtig, wenn es um die Entwicklung von chronischen Krankheitszuständen geht, da unkontrollierte Entzündungen häufig diese auf unserer Lebensweise basierenden Beschwerden einleiten.

Gewebespezifische Funktionen: Verschiedene Organe und Gewebe haben spezialisierte Funktionen, und Gewebsmakrophagen wirken an diesen Funktionen mit. Sie kommunizieren und interagieren mit allen anderen Zelltypen innerhalb ihres Organs und ihrer Mikroumgebung. Sie kommunizieren mit Nachbarzellen wie Fibroblasten, Endothelzellen und Immunzellen durch Freisetzung von Zytokinen, Wachstumsfaktoren und anderen Signalmolekülen.

Im Darm erfüllen die intestinalen Makrophagen alle oben genannten Aufgaben und senden dabei auch Signale zu den epithelialen Deckzellen für die Bildung von Zonulin und Occludin, den Molekülen, die zur Instandhaltung der Integrität der Darmbarriere notwendig sind. Im zentralen Nervensystem haben die Mikroglia die Aufgabe, neuronale Synapsen zu beschneiden, um die Neuroplastizität zu regeln und zu unterstützen. Gewebsmakrophagen tragen zur effektiven Arbeit jedes Organs und jedes Gewebes bei.

Alle Makrophagen zeigen einen ganz besonderen Rezeptor auf ihrer Zelloberfläche, den nikotinischen Acetylcholinrezeptor (nAChR), der der Dreh- und Angelpunkt des Signalmechanismus ist, durch den der Vagusnerv die Funktion und den Zustand dieser Makrophagen regelt.

Die Rolle des autonomen Nervensystems und insbesondere des Vagusnervs ist es, den funktionellen Zustand dieser Gewebsmakrophagen zu regeln. Arbeitet der Vagus gut und wird Acetylcholin freigesetzt, wird der nAChR aktiviert. Wenn das geschieht, werden drei spezifische Bahnen aktiviert, die den cholinergen antiinflammatorischen Signalweg einschalten. Diese Funktionalität werden wir in Kürze besprechen.

Merken Sie sich vorläufig, dass die Signalübertragung für Acetylcholin nötig ist, um diese Makrophagen in einen entzündungshemmenden Zustand zu bringen, und dass ein Mangel an ACh dazu führt, diese Zellen auf einen stark entzündlichen Zustand vorzubereiten.

Die Rolle der Gewebsmakrophagen ist die der Sicherheits- und Wartungsteams für jedes Organ, in dem sie sich befinden. Unter Umständen kann diese Funktionsweise unzureichend sein, dann werden die Dienste spezialisierter Unterstützungszellen gebraucht, die gleichzeitig auch Immunzellen sind. Die Rekrutierung dieser zusätzlichen Unterstützungszellen ist vergleichbar mit einem Sicherheitsteam, das die Unterstützung durch die Polizei, die Feuerwehr und den medizinischen Notdienst anfordert. Zirkulierende Monozyten sind Makrophagen, die durch das Blut wandern und Notrufe beantworten wie die Feuerwehr, wenn wir ihre Hilfe benötigen.

Zirkulierende Monozyten

Wenn die Gewebsmakrophagen vor einer Bedrohung oder einer Herausforderung stehen, die sie nicht selbst bewältigen können, bitten sie das übrige Immunsystem um Unterstützung. Sowohl angeborenes als auch erworbenes Immunsystem sind im Blut anwesend und bereit, zu Hilfe zu kommen, wenn sie gerufen werden. Die Gewebsmakrophagen senden Signale, die als „Zytokine" bezeichnet werden, ins Blut und in die interstitiellen Räume (Zwischenräume zwischen Gewebe oder Zellen; Anm. d. Verlags), die ungefähr so reagieren, als würde in einem Notfall die 112 angerufen.

Die Signale werden von den umherwandernden Immunzellen aufgenommen, zu denen die Monozyten, Lymphozyten, Eosinophilen, Basophilen und die Neutrophilen gehören.

Lymphozyten gehören zum erworbenen Immunsystem und können in B- und T-Zellen unterteilt werden. Sie greifen die Bedrohung antigenspezifisch an, um sie zu beseitigen, ähnlich einem Polizisten, der die richtige Bedrohung erkennt, die es zu neutralisieren gilt.

Eosinophile, Basophile und Neutrophile sind Granulozyten, die vom selben angeborenen Immunsystem abstammen wie die Makrophagen und die Monozyten, doch sie bilden bestimmte Enzymgranulate und setzen sie frei, um verschiedene Bedrohungen anzugreifen und zu neutralisieren. Sie werden nach der Färbung benannt, die sie zeigen, wenn sie bei der histologischen Untersuchung angefärbt werden. Eosinophile neigen zum Angriff auf einfallende Bakterien und Parasiten, etwa Würmern und Protozoen und dazu, mit Histamin zu reagieren. Basophile reagieren tendenziell mehr auf Allergene und Umwelttoxine. Neutrophile reagieren auf Infektionen mit Bakterien und Pilzen. Wir können Granulozyten als eine spezialisierte „Feuerwehr" betrachten, die bestimmte Bedrohungen ausschaltet.

Monozyten sind am engsten mit den Makrophagen verwandt und zirkulieren im Blut, wo sie auf die Aufforderung zur Unterstützung durch entzündliche Zytokine warten. Sie werden aktiviert, wenn sie in Kontakt mit diesen Zytokinen kommen und beginnen dann, in das betroffene Gewebe eindringen, um buchstäblich das Feuer zu löschen.

Monozyten sind nicht sehr anspruchsvoll und nehmen sich nicht so viel Zeit, um die Situation einzuschätzen. Genauso wie Feuerwehrleute kommen und die Bedrohung so schnell wie möglich ausschalten, machen die Monozyten dies im betroffenen Gewebe. Es ist wichtig, dass es diese Funktionsweise gibt und wir brauchen sie, um unser Überleben sicherzustellen, doch sie ist nicht die Beste, wenn es darum geht, einen Schaden zu beheben.

Wenn es in Ihrem Haus brennen würde, würden Sie die Feuerwehr rufen und wollen, dass sie so schnell wie möglich kommt, um das Ausmaß des Schadens zu begrenzen und ebenso schnell wie möglich die Gefahr zu beseitigen, die das Feuer ausgelöst hat. Danach gehen die Feuerwehrleute wieder, und Sie rufen das Reparaturteam, das dafür sorgen soll, dass die durch das Feuer und die Feuerwehr verursachten Schäden bestmöglich in Ordnung gebracht werden. Zum Löschen des Brandes muss die Feuerwehr Wasser und verschiedene Hilfsmittel benutzen, um wichtige Gegenstände zu retten und die Brandursache auszuschalten. Dabei wird es sich nicht vermeiden lassen, dass es auch zu Schäden am Eigentum kommt, etwas, das auch bei den Monozyten der Fall ist, wenn sie ins Gewebe gelangen und den Entzündungsauslöser beseitigen.

Die Aufgabe der Monozyten ist es, das Feuer zu löschen und die Aufgabe einiger der Gewebsmakrophagen besteht darin, den angerichteten Schaden in Ordnung zu bringen. Das spezielle Signal, das zum Abschalten der Monozyten und zum Anschalten der Gewebsmakrophagen erforderlich ist, ist ein Entwarnungssignal aus dem autonomen Nervensystem und dem Vagusnerv in Form von Acetylcholin. Das System, das diese Signale steuert, wird als „cholinerger antiinflammatorischer Signalweg“ bezeichnet.

ENTZÜNDUNGSHEMMENDE MAKROPHAGEN

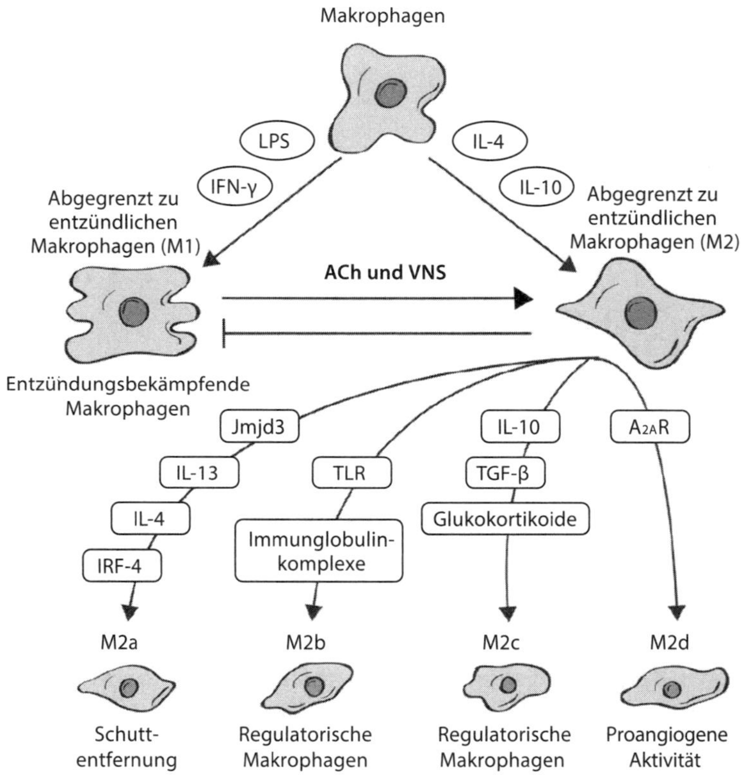

KAPITEL 11

DER CHOLINERGE ANTIINFLAMMATORISCHE SIGNALWEG

Der cholinerge antiinflammatorische Signalweg (kurz „CAIP" nach der englischen Bezeichnung *cholinergic anti-inflammatory pathway*; Anm. d. Verlags) ist ein System, das im Laufe der letzten zwei Jahrzehnte entdeckt wurde, ursprünglich von Dr. Kevin Tracey und seinem Forscherteam an den *Feinstein Institutes for Medical Research* in Manhasset, New York.

Dieser Signalweg ist der funktionelle Relaisschaltkreis zwischen dem Nerven- und dem Immunsystem – dem Neuroimmunsystem, wenn Sie so wollen. Am einen Ende dieses Schaltkreises haben wir das zentrale Nervensystem, das aus dem Gehirn, dem Hirnstamm und dem autonomen Nervensystem (dem parasympathischen und dem sympathischen Zweig) besteht. An seiner anderen Seite haben wir die Gewebsmakrophagen und das angeborene Immunsystem.

Die Gewebsmakrophagen, die in allen Geweben im gesamten Körper vorhanden sind, stellen die Wachposten dar, die ständig die Funktionsfähigkeit überwachen und Bedrohungen für die Zellfunktion beurteilen. Alles, was die Funktion aus dem optimalen Zustand bringt und die Homöostase gefährdet, muss rechtzeitig erkannt und bewertet werden. Zu den Bedrohungen einer optimalen Zellfunktion gehören alle Stressfaktoren, die wir im ersten Teil dieses Buches besprochen haben: die psychischen, die physischen, die biochemischen und die alltäglichen Stressfaktoren tragen potenziell alle dazu bei, dass die Gewebe nicht mehr optimal funktionieren.

Diese Stressfaktoren aktivieren die Immunzellfunktion in Form von entzündlichen Zytokinen – Signalmolekülen, die genutzt werden, um die Aufmerksamkeit auf die betroffenen Gewebe zu lenken. Dadurch wird lokal die Aktivierung von zirkulierenden Immunzellen wie Monozyten, Lymphozyten und Granulozyten ausgelöst, je nachdem, welche Zytokine exprimiert werden.

Die Signale der entzündlichen Zytokine werden dann auch durch die afferenten Neuronen des Vagusnervs hinauf zum Hirnstamm, und zwar zum *Nucleus tractus solitarii* geschickt. Diese Informationen werden ständig von autonomen und höheren Gehirnzentren bewertet, die Informationen hinauf zu verschiedenen Kernen (*Nuclei*) schicken. Sind die Stressfaktoren identifiziert, verarbeitet unser Gehirn die Informationen und bestimmt die nächsten Schritte, indem es efferente Informationen durch die Spinalnerven schickt, wenn der Stressfaktor körperliche Bewegung erfordert und durch autonome efferente Nerven an alle Organe, um den körperlichen Zustand zu verändern, je nachdem, welche Relaisschalter angeschaltet werden – die sympathischen oder die parasympathischen.

Efferente Informationen, die über das sympathische Nervensystem geschickt werden, bringen uns in einen Zustand von Kampf oder Flucht, der außerhalb des cholinergen antiinflammatorischen Signalwegs liegt, da diese Aktivierung zur weiteren Freisetzung von entzündlichen Zytokinen und zur

Aktivierung von mehr Immunzellfunktion beiträgt. Es gibt Momente, in denen das notwendig ist, doch in einer länger anhaltenden Situation wirkt sich dies hochentzündlich aus und verursacht chronische Erkrankungen. Chronische sympathische Zustände sind die Triebkraft hinter unkontrollierten Entzündungen im Körper. Wenn der CAIP richtig funktioniert, werden die efferenten Signale durch den Vagusnerv gesendet, um sich peripher positiv auf den Körper auszuwirken, und vor allem, um Entzündungen zu kontrollieren. Das Effektormolekül in diesem System ist wenig überraschend Acetylcholin (daher „cholinerg"). Der Vagusnerv setzt ACh direkt in die Gewebsmakrophagen in den Organen frei, die der Vagus direkt innerviert. Es gibt jedoch viele Gewebe, die nicht direkt vom Vagus innerviert werden. Um das ACh-Signal zu diesen Geweben zu bringen, verfügt der Vagusnerv über ein Relaissystem, das für die Entzündungskontrolle entscheidend ist, und zwar über die Milz. Seltsamerweise gibt es jedoch keinen direkten parasympathischen Vagusast zur Milz.

Der Vagusnerv schickt einen Ast zum *Ganglion coeliacum*, einer wichtigen Ansammlung von sympathischen Neuronen, die Teil der sympathischen Ganglienkette sind und auf beiden Seiten vorne an der Wirbelsäule verlaufen. Das *Ganglion coeliacum* liegt auf Höhe des 12. Brustwirbels und des ersten Lumbalwirbels (Th 12 – L1), der Verbindung zwischen Brust- und Lendenwirbelsäule.

Die sympathischen Nerven vom *Ganglion coeliacum* verlaufen über einen direkten Ast zur Milz, dem „Milznerv". An diesem Nerv befinden sich keine parasympathischen Fasern, doch der Vagus kann die Signale dieses Nervs im Wesentlichen außer Kraft setzen, wenn es darum geht, eine Entzündung zu kontrollieren.

Die Sympathikus-Signale zur Milz über den Milznerv sorgen dafür, dass die Milz in höchster Alarmbereitschaft ist und im Wesentlichen die Immunzellen darauf trainiert, im Handumdrehen zu einem Angriff bereit zu sein. Diese Signale sind notwendig, müssen jedoch auch in Schach gehalten werden, damit sie nicht harmlose Zellen angreifen, die vielleicht wie eine Bedrohung aussehen. Um diese zu steuern, sendet der Vagus Signale und setzt Acetylcholin am *Ganglion coeliacum* frei. Das führt zur Aktivierung des Milznervs und zur Freisetzung von Noradrenalin in der Milz. Die Freisetzung von Noradrenalin in der Milz ist notwendig, um eine ganz spezielle Art von Rezeptorzellen zu aktivieren, die ausschließlich an der Verbindungsstelle des Milznervs und der Milz vorkommen, die sogenannten „ChAT-Zellen".

ChAT-Zellen sind T-Lymphozyten, Teil des erworbenen Immunsystems, die einen wichtigen Rezeptor für diesen Prozess, den „ß2-adrenergen Rezeptor" (ß2AR) exprimieren. Ist der ß2AR in diesen ChAT-Zellen aktiviert, werden sie zu Signalzellen, die Acetylcholin bilden und in die Milz sowie über das Blut im ganzen restlichen Körper freisetzen. ChAT-Zellen arbeiten als Verstärker für die Signale vom Vagusnerv, um alle Körpergewebe zu erreichen, was zu einer verringerten Signalübertragung von entzündlichen Zytokinen führt.

Wie funktioniert Acetylcholin bei der Kontrolle von Entzündungen?

Auf der Zellebene gibt es drei Signalwege, die durch Acetylcholin aktiviert werden und die Freisetzung von entzündlichen Zytokinen reduzieren sowie Entzündungen insgesamt kontrollieren.

ACh heftet sich an den auf der Zelloberfläche lokalisierten nAChR (den nikotinischen ACh-Rezeptor), der die Signalwege innerhalb der Zelle aktiviert. Es gibt zwei Signalwege, die sich direkt auf Zellkern und die DNA-Transkription von entzündlichen Zytokinen auswirken.

Der erste dieser Signalwege ist der cAMP-c-fos-Weg, der die Transkription von NF-kB herunterreguliert, was die Freisetzung der entzündlichen Zytokine TNFa, Interleukin-1 (IL-1) und Interleukin-6 (IL-6) verringert.[9]

Der zweite ist der JAK2/STAT3-Signalweg, der die Transkription von Genen herunterreguliert, die verschiedene Zytokine bilden, von denen viele bei Krebsbehandlungen eine Rolle gespielt haben. Der JAK2/STAT3-Signalweg ist ein Hauptziel bei Krebstherapien sowie ein spezifisches Ziel bei der Entzündungskontrolle über den cholinergen antiinflammatorische Signalweg (CAIP).

Der dritte Signalweg, durch den ACh eine entzündungshemmende Wirkung erzeugt, ist für mich der bei weitem entscheidendste. Dieser Signalweg bezieht noch den nAChR mit ein; dieser Rezeptor befindet sich jedoch nicht auf der Zelloberfläche, sondern vielmehr in der Zelle, auf der Oberfläche der Mitochondrien, der Organellen, die in der Zelle die Energie bilden.

Diese Erkenntnis ist ziemlich neu und es ist sehr aufregend, dass man in der Lage ist, den Mechanismus zu verstehen, durch den der Vagusnerv die Gesundheit und die Mitochondrienfunktion der Zelle beeinflusst.

Einer der Hauptprozesse, durch die eine Entzündung aktiviert wird, ist ein Zellmechanismus, der „Inflammasom“ genannt wird. Ein Inflammasom ist ein Multiproteinkomplex, der als

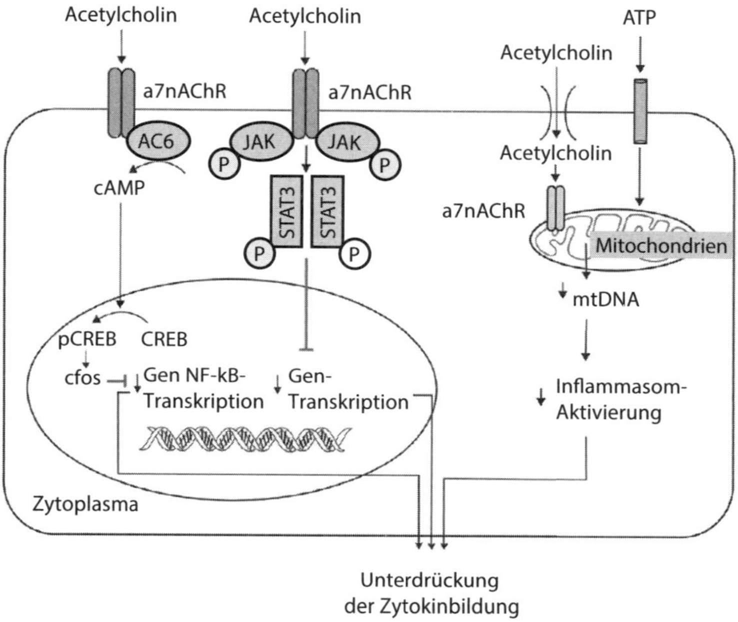

Sensor für intrazelluläre Signale fungiert und eine Entzündungskaskade auslöst, wenn der Sensor aktiviert wird.

Genauso wie unsere Immunzellen Zytokinrezeptoren auf ihrer Oberfläche haben, die es ihnen ermöglichen, auf extrazelluläre entzündliche Zytokine zu reagieren, agiert das Inflammasom als Rezeptor in der Zelle, der die Anwesenheit bestimmter Signale identifiziert, die darauf hinweisen, dass die Zelle nicht mehr richtig arbeitet. Auf diese Weise wird sichergestellt, dass die Kontrolle und das Gleichgewicht für ein optimales Funktionieren fortbestehen. Wenn ein richtig funktionierendes Inflammasom aktiviert wird, löst es eine Kaskade von zellulären Effekten aus, die entzündliche Zytokine aus den Zellen freisetzen, und im Wesentlichen andere Immunzellen in das Gebiet rufen, um eine Zelle zu eliminieren, die nicht mehr richtig arbeitet.

Das am gründlichsten untersuchte Inflammasom ist das NLRP3 (NOD-ähnliches Rezeptorprotein 3); es gibt jedoch auch andere: das ASC (Apoptosis-assoziiertes fleckenartiges Protein, das CARD enthält) und Caspase-1. Wir konzentrieren uns einen Augenblick auf NLRP3.

NLRP3 ist ein intrazelluläres Rezeptorprotein, das auf drei hauptsächliche Arten zellulärer Dysfunktion reagiert:

1. Ionenströme

Jede unserer Zellen ist sehr empfänglich für die Präsenz spezifischer Ionen, die sich sowohl innerhalb als auch außerhalb von ihr befinden. Ionen bilden die Grundlage der zellulären Ladungen (positive und negative) auf jeder Seite der Zellmembran, die Gleichgewicht und optimale Funktion ermöglicht. Zu den Ionen, die diese Ladung über die Zellmembran hinweg bilden, gehören Natrium (Na^+), Kalium (K^+), Kalzium (Ca^{2+}) und Chlor (Cl^-).

Wenn es wesentliche Änderungen in der Präsenz spezifischer Ionen auf beiden Seiten der Zellmembran gibt (aufgrund von Flüssigkeitsmangel, von einem niedrigen Elektrolytspiegel im Körper oder von übermäßigen Aktionen eines Ionenkanals), wird dadurch die Aktivierung des NLRP3-Inflammasoms ausgelöst, was zur Freisetzung von entzündlichen Zytokinen in den extrazellulären Raum führt.

2. Lysosomale Schäden

Lysosomen sind rundliche Bläschen, die Enzyme enthalten und in bestimmten Zellarten vorkommen – meist Immunzellen, deren Wirkmechanismus die Phagozytose ist (d. h. Fresszellen) – wobei Makrophagen ganz oben auf der Liste stehen.

Diese Bläschen voller Enzyme können für die Zelle, die sie beherbergt, gefährlich sein und müssen daher unter Kontrolle gehalten werden. Werden diese Strukturen in der Zelle geschädigt, kann das zu verschiedenen Krankheitsprozessen führen, die viele andere Zellen schädigen können. Daher aktiviert jeder an einem Lysosom entdeckte Schaden das Inflammasom, um den Zelltod, die Autophagie zu ermöglichen, damit der Schaden nur auf die betroffene Zelle beschränkt bleibt.

3. Die Freisetzung der mitochondrialen DNA (mtDNA) oder die mitochondriale reaktive Sauerstoffspezies (mtROS)

Mitochondrien haben die Aufgabe, Kohlenhydrate, Fette und Proteine in ATP umzuwandeln und den Energiebedarf der Zelle für eine optimale Funktion zu decken. Die Mitochondrien enthalten auch ihre eigene DNA (die mitochondriale DNA oder mtDNA), die ausschließlich von unseren Müttern stammt.

Schäden an der mtDNA durch reaktive Sauerstoffspezies oder andere toxische Stressfaktoren führen dazu, dass die Mitochondrien ihre mtDNA in das Zytoplasma der Zelle freisetzen. Das NLRP3-Inflammasom ist hochempfindlich gegenüber der Präsenz von mtDNA im zellulären Raum und löst daher die vollständige Inflammasom-Kaskade aus, wenn die geschädigte mtDNA vom NLRP3 wahrgenommen wird.

Seit 2014 ist eine Anzahl von Studien erschienen, die zeigen, dass die Mitochondrien tatsächlich ihren eigenen nAChR auf ihren Membranen haben. ACh kann tatsächlich direkt in die Zelle gelangen, wenn außerhalb der Zelle ein Überschuss an ATP vorhanden ist, der es ACh ermöglicht, in die Zellmembran einzudringen und an den Rezeptor auf der Mitochondrienmembran zu binden. Wird diese mitochondriale Version des nAChR aktiviert, reduziert sie nachweislich die Freisetzung von mtDNA deutlich, wodurch sie das Inflammasom hemmt und das Vorhandensein entzündlicher Zytokine erheblich verringert.[10]

Es gibt zwei Umstände, die erfüllt sein müssen, damit dieser spezifische Mechanismus aktiv wird. Erstens muss ACh außerhalb der Zelle in einigermaßen hohen Mengen vorliegen – es darf kein Mangel an Acetyl-CoA oder Cholin herrschen, und wir brauchen einen optimierten oder effektiv funktionierenden Vagusnerv. Zweitens brauchen wir eine Freisetzung von ATP im lokalen Gewebe durch Erregungsmechanismen – das geschieht während höherer Erregungs- und Entzündungszustände. Dieser Mechanismus ist äußerst faszinierend, da er an vielen chronischen Krankheiten beteiligt sein könnte, ohne dass es dafür bisher eine allgemein bekannte Ursache oder Heilung gibt.

Neuere Studien zeigen, dass sich die Stimulierung des Vagusnervs direkt auf die Senkung der Inflammasom-Aktivität ausgewirkt. Die Stimulierung des Vagusnervs ist eine äußerst vielversprechende Therapie zur Reduzierung von Entzündungsaktivität, und die Senkung der Inflammasom-Aktivierung gehört zu den wichtigsten Mechanismen, durch die der Vagus chronische Entzündungskrankheiten in Angriff nehmen kann. Wir befassen uns in Kapitel 15 eingehender mit der Stimulierung des Vagusnervs.

KAPITEL 12

DIE FUNKTIONEN DES VAGUSNERVS – EIN ÜBERBLICK

In meinem vorherigen Buch „Aktiveren Sie Ihren Vagusnerv" nahm die Beschreibung der Funktionen des Nervs den Hauptteil ein – ein Thema, auf das wir nicht mehr in vollem Umfang zurückkommen müssen. Es folgt ein kurzer Überblick über die Funktionen des Vagus, die Sie kennen sollten, um die nächsten Schritte, wie die Aktivierung des Vagus bei der Optimierung Ihrer Gesundheit funktioniert, verstehen zu können.

Die Steuerung der Herzfrequenz

Die grundlegendste Funktion des Vagusnervs im Körper ist die Regulierung der Herzfrequenz. Ohne dass das Herz innerviert wird, hat dieses einzigartige Organ seinen eigenen elektrischen Rhythmus, der seine Schlagzahl reguliert. Gäbe es keine sympathischen oder parasympathischen Nervenverbindungen zum Herzen, würde es mit etwa 100 Schlägen pro Minute arbeiten. Die Rolle der sympathischen Innervation besteht darin, die Herzfrequenz als Reaktion auf Stress oder eine Herausforderung zu erhöhen. Die Rolle der parasympathischen Innervation über den Vagusnerv besteht darin, die Herzfrequenz zu senken.

Durch den Ausgleich zwischen der sympathischen und der parasympathischen Innervation wird die zeitliche Variabilität zwischen den Herzschlägen ermöglicht, die eine als Herzratenvariabilität bekannte, wichtige Messgröße ist. Sie gibt Auskunft über die Belastbarkeit und das Gleichgewicht des autonomen Nervensystems.

Für einen grundlegenden Überblick ist die Ruhefrequenz des Herzens eine einfache Möglichkeit, die Anzahl der Herzschläge pro Minute zu bestimmen, die in Ruhe zwischen 50 und 65 liegen sollten. Je niedriger sie (innerhalb dieses Bereichs) liegen, desto größer ist die Effizienz der Durchblutung bei jedem Herzschlag, was bedeutet, dass das Herz buchstäblich nicht so schwer arbeiten muss, um die erforderliche Menge Blut in den übrigen Körper zu pumpen. Bei Ausdauersportlern, die mit hoher Effizienz trainieren, kann die Herzfrequenz sogar noch niedriger sein und im Bereich zwischen 40 bis 50 Schlägen pro Minute liegen, doch bei der allgemeinen Bevölkerung könnte das ein leichter Hinweis auf eine sogenannte „Bradykardie“ (wörtlich ein verlangsamter Herzschlag) sein. Die Senkung der Herzfrequenz auf den optimalen Wert von 50 bis 65 Schlägen pro Minute wird direkt durch den Vagusnerv vermittelt.

Eine Ruhefrequenz von mehr als 70 Schlägen pro Minute gibt Anlass zur Besorgnis, da sie ein Zeichen dafür ist, dass die sympathischen Signale stärker sind als die parasympathischen. Wenn ich als Kliniker dieses Szenario sehe, beginne ich immer sofort, nach den verborgenen Stressfaktoren im Leben meiner Klientin, meines Klienten zu suchen, da eindeutig ein

Burn-out in der Funktion der parasympathischen Signalgebung über den Vagusnerv vorliegt. Wenn wir trainieren, uns bewegen oder arbeiten und einen erhöhten Spiegel des Stresshormons Cortisol haben, wird das auch aktiv von einer Erhöhung der Herzfrequenz begleitet. Genau deshalb ist es wichtig, die Ruhefrequenz gegenüber der aktiven Herzfrequenz zu bestimmen und zu wissen, dass es da einen Unterschied gibt.

Eine chronisch erhöhte Herzfrequenz ist ein direktes Zeichen einer Funktionsstörung des Vagusnervs.

Eine großartige Möglichkeit, die Kapazität der Signalübertragung zum Herzen zu beurteilen, ist die Bestimmung des Unterschieds zwischen der Herzfrequenz direkt nach dem Training und einer Minute danach – was als „Herzfrequenzerholung" bezeichnet wird. Auf diese Möglichkeit der Messung gehen wir in Kapitel 13, „Die Messung der Funktion des Vagusnervs" näher ein.

Die Mikrobiom-Darm-Gehirn-Achse

Die afferente Bahn (vom Körper in Richtung Gehirn) ist der vorherrschende Weg, über den Informationen zum Vagusnerv geleitet werden, und die Hauptquelle dieser Informationen sind der Darm und das Mikrobiom. Es ist kein Zufall, dass der größte prozentuale Volumenanteil von Immunzellen im Körper innerhalb der Auskleidung des Darmtrakts liegt. Wir wissen heute, dass die wichtigsten Signale des Vagusnervs an die und von den Immunzellen gesendet werden, und daher ist dieser Signalweg sicher keiner, den man außer Acht lassen darf.

Im Darmtrakt eines erwachsenen Menschen befinden sich etwa 80 bis 100 Billionen Bakterien. Für den Zusammenhang: Der menschliche Körper besteht aus insgesamt 40 bis 60 Billionen Zellen, somit liegt es auf der Hand, dass das Populationsgleichgewicht und die Signalübertragung aus dem Mikrobiom von großer Bedeutung und Tragweite für unser Wohlbefinden sind.

Wie wir bereits erwähnt haben, enthält das Mikrobiom sowohl wichtige symbiotische (nützliche), als Schlüsselbakterien (*keystone bacteria*) bekannte Bakterien als auch andere opportunistische, dysbiotische oder sogar pathogene Bakterien, Viren, Hefen und Parasiten, von denen man weiß, dass sie entzündliche Reaktionen verursachen, wenn ihre Anzahl nicht kontrolliert wird.

Hier sind einige der am besten bekannten Schlüsselbakterien, von denen wir große Mengen in unserem Darm sicherstellen müssen: Die *Lactobacillus*-Arten, *Bifidobacterium*-Arten, *Enterococcus*-Arten, *Akkermansia muciniphila*, *Faecalibacterium prausnitzii*, *Roseburia*-Arten, *Ruminococcus bromii*, *Methanobrevibacter smithii*, *Bacteroides*-Arten und *Christensenella minuta*. Gemeinsam sind diese Arten dafür bekannt, dass sie komplexe Kohlenhydrate, Fasern und resistente Stärken abbauen und uns mit kurzkettigen Fettsäuren wie Butyrat versorgen. Sie verstoffwechseln Gallensäuren, unterstützen den Fettstoffwechsel und verstoffwechseln Tryptophan zur Unterstützung der Serotoninbildung, und diese Liste ist sicher nicht vollständig, wenn es um die symbiotische Unterstützung geht, die diese Bakterien leisten.

Andererseits sind dysbiotische Bakterien eine Quelle für belastende Nebenprodukte, die für die Schleimbarriere und die epitheliale Auskleidung schädlich und ein Auslöser für Entzündungsreaktionen innerhalb der Grundschichten des

Darms sein können. Einige häufig vorkommende Bakterien sind *Helicobacter pylori*, *Streptokoccus*-Arten, *Staphylococcus aureus*, *Marganella*-Arten, *Pseudomonas*-Arten, *Klebsiella*-Arten, *Prevotella*-Arten und viele andere. Das hauptsächliche Toxin, das diese Bakterien bilden und damit Probleme verursachen, wird „Lipopolysaccharid“ (kurz LPS) genannt, das bekannt und gut erforscht ist. Das LPS sollte im Darmlumen bleiben und nicht durch die Darmwand in den Verdauungstrakt gelangen, da es der hauptsächliche Entzündungsauslöser für die Immunzellen in den tieferen Schichten ist. Eine kontinuierliche Langzeitbelastung durch LPS ist eine Hauptursache für Entzündungen bei Menschen mit chronischen Erkrankungen.

Es gibt auch Parasiten-, Viren- und Pilzarten, derer wir uns bewusst sein müssen, da sie wichtige Ursachen von Verdauungsstörungen und Nährstoffmangel sind. Das Vorliegen eines hohen Spiegels dieser dysbiotischen Bakterien, Parasiten, Viren und Pilze kann die Fähigkeit unseres Verdauungstrakts verringern, Entzündungsauslöser abzuwehren und notwendige Nährstoffe aus unserer Nahrung aufzunehmen.

Der Funktionsstatus dieser Komponenten des Mikrobioms wird über den Vagusnerv zur Bewertung und Koordination an das Gehirn gemeldet. Wird der Vagus von anderen Stressfaktoren und Herausforderungen überlastet, um die er sich kümmern muss, lässt seine Fähigkeit dazu nach, diese wichtigen Informationen an das Gehirn weiterzuleiten, und wir können nicht rechtzeitig und wirksam auf diese Auslöser reagieren.

Verdauungssystem

Auf der efferenten Seite der Bahn stoßen Signale aus dem Gehirn und dem Vagus zum Darm hinunter wichtige Aktionsschritte für die optimale Darmfunktion an.

Im Magen stimulieren die Signale aus dem ZNS das Durchmischen der verzehrten Nahrung sowie die Freisetzung von Magensäure aus den Parietalzellen der Magenschleimhaut. Dieser Teil ist wichtig, denn er ist ein entscheidender Schritt bei der Aufspaltung unserer Nahrung, nachdem wir sie zerkaut und Speichel dazugegeben haben, um den Abbau bereits im Mund und in der Speiseröhre einzuleiten. Die Magensäure (Salzsäure) ist für den chemischen Abbauprozess der Verdauung von entscheidender Bedeutung.

Einen Zustand, bei dem weniger Salzsäure freigesetzt wird, nennt man „Hypochlorhydrie“ und dies kommt viel häufiger vor, als sich die meisten Kliniker klarmachen. Magensäure wird nicht nur für den chemischen Abbau der Nahrung gebraucht, sie dient auch dazu, die Bakterien und anderen Eindringlinge, die in den Dünndarm gelangen können, zu sterilisieren und ihre Anzahl zu begrenzen. Ein unzureichender Magensäurespiegel kann zu einem häufig auftretenden Problem, der sogenannten Dünndarmfehlbesiedlung (auch als SIBO bekannt, von engl. *Small intestinal bacterial overgrowth*) führen.

Bei einer weiteren Erkrankung, der „Gastroparese“, sind die Muskelkontraktionen des Magens stark beeinträchtigt, da die Signalübertragung des Vagus und die Reaktionsfähigkeit in den Muskelschichten des Magens selbst nur noch mangelhaft funktionieren. Die physische Beweglichkeit des Verdauungstrakts, einschließlich des Magens, wird sowohl durch eine Dehnungsreaktion im Magen als auch durch Signale aus dem ZNS über den Vagusnerv beeinflusst, die dem Darm mitteilen, dass wir uns in einem parasympathischen Zustand befinden, in dem Verdauung stattfinden soll. Die Verdauung ist ein energieintensiver Prozess und daher ist es wichtig, dass wir die Energie nicht gerade dann für eine Kampf- oder Fluchtreaktion brauchen.

Sowohl wenn wir regelmäßig dann essen, wenn wir in einem sympathischen Zustand sind als auch wenn der Vagusnerv geschädigt ist oder nicht richtig funktioniert, können beide Krankheitsbilder die Folge sein und eine größere Funktionsstörung des gesamten Verdauungstrakts verursachen.

Signalübertragungen über den Vagusnerv gehen auch zum exokrinen Teil der Bauchspeicheldrüse, um die Freisetzung von Verdauungsenzymen, insbesondere Protease (spaltet Proteine auf), Amylase (spaltet Kohlenhydrate auf) und Lipase (spaltet Fette auf) zu stimulieren. Diese Verdauungsenzyme werden idealerweise in den ersten Abschnitt des Dünndarms („Duodenum“) freigesetzt, der den Prozess der Aufnahme von Makronährstoffen in den Körper in Gang setzt.

Eine geringe Signalübertragung durch den Vagusnerv führt oft dazu, dass nur eine ungenügende Menge an Verdauungsenzymen freigesetzt wird und das beeinträchtigt die optimale Aufspaltung und die Aufnahme von Makronährstoffen aus dem Dünndarm. Das Vorhandensein des Enzyms Pankreas-Elastase im Stuhl ist ein wichtiger Marker, um festzustellen, ob ein solches Problem bei Ihnen vorliegt. Auch eine Bauchspeicheldrüseninsuffizienz kommt sehr häufig vor und sollte mit Vagus-Übungen und weiteren unterstützenden Optimierungen begleitet werden.

Im Darm selbst unterstützen die Signalübertragungen des Vagusnervs die peristaltischen Bewegungen, um den Nahrungsbrei in einer Richtung durch den Darm zu schleusen.

Dazu werden Signale an die Muskelschichten in den Darmwänden geschickt, die die Zellen der glatten Muskulatur zur Kontraktion stimulieren, um den Nahrungsbrei in eine Richtung zu schieben. Eine schlechte Signalübertragung führt zu einer mangelhaften Beweglichkeit im Darm und kann die Ursache dafür sein, dass die Nahrung entweder zu langsam oder zu schnell abgegeben wird. Dadurch bleibt nicht die optimale Zeit, um die in der Nahrung enthaltenen Nährstoffe zu verdauen und aufzunehmen.

Die Signale des Vagusnervs gehen auch zum Dünndarm, wenn wir gar nichts gegessen haben und fasten, um eine wichtige Instandhaltungsmaßnahme für den Darm auszulösen, den sogenannten „migrierenden motorischen Komplex“ (MMC). Der MMC wird durch die optimale Funktion des Vagusnervs zusammen mit den Hormonen „Motilin“ und „Ghrelin“ in einem abgestuften und koordinierten Zyklus stimuliert und dauert je nach Person etwa 113 bis 230 Minuten. Durch den MMC soll sichergestellt werden, dass der Inhalt des Darmtrakts im optimalen Bereich bleibt, sich keine Bakterien im Dünndarmlumen anhäufen können und gewährleistet ist, dass es keine Rückstände von Mageninhalt gibt, die hineingelangen wollen.

Funktioniert der MMC aufgrund einer mangelnden Signalübertragung über den Vagus oder einer geringen Freisetzung von Motilin oder Ghrelin nicht optimal, kann sich das in einer Anhäufung von Nahrung und bakteriellem Inhalt im Dünndarm auswirken, die wir bereits besprochen haben – SIBO. Die einer SIBO zugrundeliegende Ursache geht auf einen funktionsgestörten MMC aufgrund mangelnder Signalübertragung über den Vagus zurück.

Der Dickdarm wird überwiegend von den parasympathischen Nerven des Kreuz- und des Steißbeins innerviert, doch die

Signale sind dieselben wie die des Vagusnervs und sichern den optimalen Transport von Nahrung und Abbaumaterialien, die rechtzeitig und effektiv aus dem Körper entfernt werden müssen.

Vor mehr als 2000 Jahren konstatierte Hippokrates: „Jede Krankheit beginnt im Darm."[11] Ein optimal funktionierender Verdauungstrakt und die Mikrobiom-Darm-Gehirn-Achse sind wirklich von höchster Bedeutung für die optimale Funktion unseres Körpers. Sie liefern die erforderlichen Nährstoffe, scheiden unerwünschte Toxine und Hormone aus und gewährleisten eine symbiotische Beziehung mit den Billionen von Bakterien, mit denen wir ständig zusammenleben. Die Signalübertragung zum Darm über den Vagusnerv ist für unser Wohlbefinden von größter Wichtigkeit.

Die Unterstützung der Lungenfunktion

Nach dem Darm ist die Lunge der anfälligste Bereich, durch den Toxine in unseren Körper gelangen. Ein Durchschnittsmensch atmet täglich zwischen 20 000- und 25 000-mal, doch wie Patrick McKeown in seinem Buch „Erfolgsfaktor Sauerstoff" schreibt, gibt es einen großen Unterschied zwischen den Menschen, die am gesündesten atmen, und denjenigen, deren Atmung am ungesündesten ist. Um dies gut für sich umsetzen zu können, müssen Sie lernen, effizient zu atmen. Am effizientesten sind 10 bis 12 Atemzüge pro Minute und am wenigsten effizient 18 bis 20 Atemzüge pro Minute.

Je weniger effizient Sie atmen (und je niedriger Ihre CO_2-Toleranz ist), desto mehr geraten Sie in einen sympathischen Zustand. Das bereitet Ihre Makrophagen und die angeborenen Immunzellen darauf vor, in einem entzündlichen

„Kampf"-Zustand zu verbleiben. In Bezug auf die Lunge besteht das Problem darin, dass der Mangel an parasympathischen Signalübertragungen des Vagusnervs in Verbindung mit Entzündungsauslösern aus der Luft dazu führt, dass wir aufgrund einer schlechten Lungenfunktion ineffizient atmen.

Eine optimale Lungenfunktion ermöglicht den wirksamen Austausch von Kohlendioxid durch Sauerstoff, sodass unsere roten Blutkörperchen, Kohlendioxid abgeben und Sauerstoff aufnehmen und ihn zu jeder Zelle unseres Körpers bringen können. Das Blut wird vom Herzen durch die Blutgefäße gepumpt, und die Effizienz des Gasaustauschs hängt davon ab, in welchem Zustand der Körper ist.

Im Zustand des Sympathikotonus (Erregungszustand des sympathischen Nervensystems; Anm. d. Verlags) ist die Sauerstoffmenge in der Lunge aufgrund der Mundatmung und kürzerer, flacherer Atemzüge erhöht. Zugleich steigt die Herzfrequenz, die Blutgefäße kontrahieren, erhöhen den Blutdruck und ermöglichen eine schnellere Durchblutung der Muskeln. Das ist kurzfristig oder bei kurzen Impulsen eine nützliche Hilfe, aber schlimm für unsere Gesundheit, wenn dieser Zustand langfristig bestehen bleibt. Denn unser Körper verbleibt dann in einem Stresszustand und ermöglicht eine sympathische entzündliche Aktivierung von Makrophagen, einschließlich der alveolaren Makrophagen in der Lunge.

In einem parasympathischen Zustand mit wirksamer Signalübertragung des Vagusnervs atmen wir durch die Nase, sodass die Luft gefiltert werden kann und wir nicht mit so viel eingeatmetem Feinstaub oder Luftkeimen zu kämpfen haben. Wir machen langsamere, tiefere Atemzüge durch die Zwerchfellkontraktion (über den Zwerchfellnerv, nicht den Vagus).

Besonders hervorzuheben ist, dass bereits 1963 durchgeführte Studien ergeben haben, dass ein durchtrennter Vagusnerv zu einem reduzierten Lungenvolumen führt und den Gasaustausch erschwert, wodurch es zu einer Veränderung des Atemmusters kommt. Die Stimulation des Vagusnervs hat zu einer nahezu sofortigen Verbesserung der Lungenfunktion, einer Senkung der Atemfrequenz und einem verbesserten Lungenvolumen sowie einer größeren Effizienz des Gasaustauschs geführt. Es gibt zahlreiche Studien über die elektrische Vagusstimulation als vielversprechende Therapie bei Asthma, COPD und den Atembeschwerden bei Anaphylaxie.

Der Vagusnerv sendet Signale direkt an die alveolaren Makrophagen, was, wenn es richtig funktioniert, die entzündlichen Auswirkungen dieser Zellen begrenzt und gewährleisten kann, dass die Lunge durchgängig und funktionsfähig bleibt. Ein funktionsgestörter Vagusnerv kann diese Makrophagen und andere Immunzellen nicht in Schach halten, was es ihnen ermöglicht, die Freisetzung von entzündlichen Zytokinen zu erhöhen, wodurch es zu schwerwiegenden, schnellen und potenziell lebensbedrohlichen Auswirkungen auf die Lungenfunktion kommen kann.

Die alveolaren Makrophagen sind die erste Verteidigungslinie gegen Schadstoffe und Mikroben, die in die Lunge eingeatmet werden. Der autonom gesteuerte Zustand dieser Makrophagen ist von sehr großer Bedeutung, da entzündlich aktivierte, kampfbereite (M1)-Makrophagen stärker reagieren als homöostatische, schützende (M2)-Makrophagen. Der Zustand dieser Zellen hängt direkt mit der automatischen Signalübertragung zusammen, die von den sympathischen Nerven und dem Vagusnerv für die parasympathische Aktivität ausgeht.

Die elektrische Stimulation des Vagus ist eine wirksame Behandlung bei einem akuten Atemnotsyndrom, Asthma und sogar bei durch COVID 19 bedingten Atemproblemen. Sie funktioniert durch die Signalübertragung über den Vagusnerv zum STAT3-Signalweg der alveolaren Makrophagen, was sie in einen M2-, einen homöostatischen Zustand versetzt und die Menge der entzündlichen Signale begrenzt, die diese Zellen erzeugen.

Die beste Möglichkeit, ein positives parasympathisches Signal durch Ihren Körper zu schicken und die Funktion Ihres Vagusnervs zu optimieren ist, effizient und effektiv atmen zu lernen.

Entgiftung/Das System der Biotransformation

Detox – „Entgiften" ist ein Begriff, mit dem, wie ich glaube, zu leichtfertig umgegangen wird, vor allem in den sozialen Medien. Die Durchführung einer siebentägigen Entgiftung ist nicht dasselbe wie ein permanent funktionierendes Entgiftungssystem im Körper, das vom Vagus koordiniert wird und an dem zahlreiche Organe, einschließlich Leber und Nieren, beteiligt sind. Nachfolgend stelle ich vereinfacht dar, wie man sich Entgiftung vorstellen kann und wie der Vagus arbeitet, um das System der Biotransformation zu managen.

Die Leber hat fast 500 verschiedene Funktionen und sie ist das Hauptorgan für die Biotransformation im menschlichen Körper. Die wichtigste unter diesen Funktionen ist die Filtration der Portalvene und die Biotransformation von toxischen und entzündlichen Substanzen im Körper. Sobald die Nahrung in den Verdauungstrakt gelangt ist und verdaut und absorbiert wurde, geht sie in das Portalgefäßsystem. Dabei handelt es sich um Blutgefäße, die die verdauten Produkte zuerst zur Leber bringen. In der Leber wird das Blut aus den Portalgefäßen

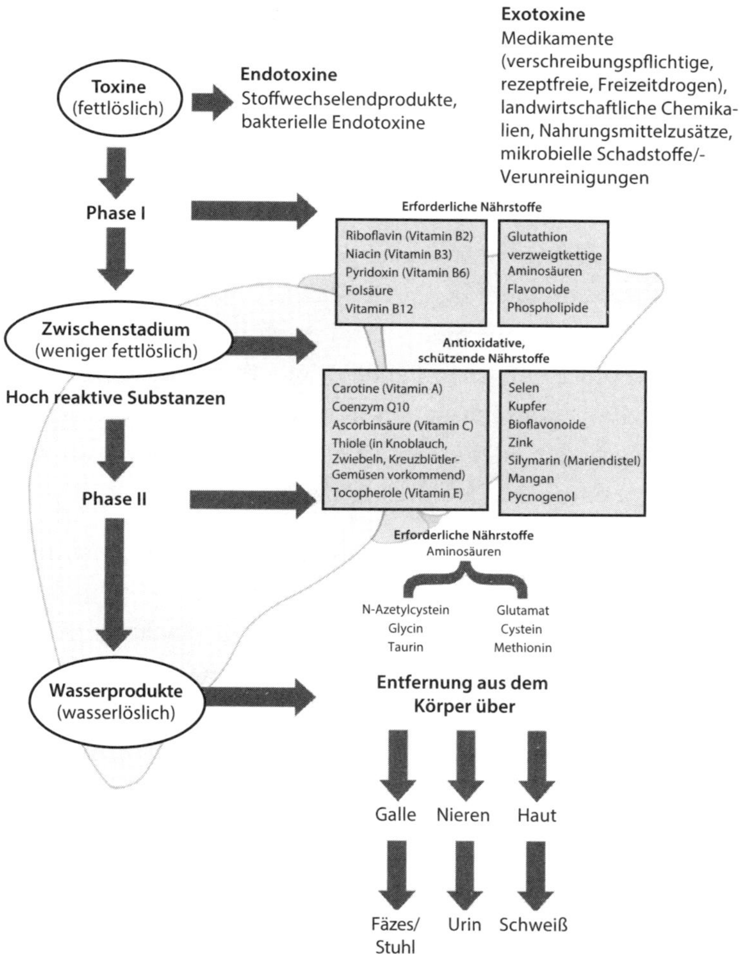

gefiltert, um sicherzustellen, dass unerwünschte Toxine nicht durchschlüpfen und zu Gewebe gelangen, das damit nicht umgehen kann.

In der Leber werden diese Toxine dann in einem 2-Phasen-Prozess, der „Biotransformation", abgebaut, indem fettlösliche Toxine wasserlöslicher gemacht und in einer dritten Phase über den Stuhl, den Urin und den Schweiß aus dem Körper freigesetzt werden. Diese Bahnen werden in der Abbildung auf Seite 143 skizziert.

Blutdruckmanagement

Der Blutdruck wird in zwei wichtigen Gebieten vom Vagusnerv erfasst. Das geschieht in der Halsschlagader und in der Aorta, wo sich die entsprechenden Barorezeptoren befinden, neuronale Rezeptoren im Endothel der Blutgefäße. Sie überwachen ständig die Durchblutung sowie den Widerstand der Gefäßwände, verengen oder erweitern deren Durchmesser, um den Blutstrom durch das Gefäß anzupassen.

Afferente Informationen über den Zustand der Durchblutung der Gefäße werden über den Vagus an das ZNS weitergeleitet und es wird ständig darüber entschieden, ob ein Signal zu Verengung (Konstriktion) oder zur Ausdehnung (Dilatation) an die Blutgefäße geschickt wird. Andere efferente Signale gehen zur Steuerung der Flüssigkeitsmenge und der Elektrolyte im Körper an die Nieren.

Die Rolle der Nieren besteht darin, das Blut zu filtern, um Toxine zu entfernen und gleichzeitig das optimale Gleichgewicht von Flüssigkeit und Elektrolyten im Blut zu gewährleisten. In den Nieren befinden sich Systeme von Röhrchen und Filtern, um Wasser, Natrium, Kalium, Kalzium, Chlor und Magnesium für die Urinbildung und zur Kontrolle des Grades der Flüssigkeitszufuhr aufzunehmen und abzugeben. Der Grad der Flüssigkeitszufuhr ist in hohem Maße an der Aufrechterhaltung des Blutdrucks beteiligt. Der Vagus leitet efferente Signale an die Nieren, um die Durchblutung und den Blutdruck dieser Organe zu steuern.

Afferente Funktionen im zentralen Nervensystem (ZNS)

Die meisten dieser Funktionen werden im Abschnitt Anatomie beschrieben, in dem wir die inneren Nervenbahnen des ZNS erläutert haben, die Informationen vom *Nucleus tractus solitarii* (NTS) zum *Locus caeruleus* (LC) und allen angrenzenden Kernen schicken, um die Neuromodulation zu unterstützen.

Die Optimierung von Neurotransmitterspiegeln, Signale der Entzündungskontrolle und die Neuroplastizität durch die Steuerung der Microglia werden über den Vagusnerv an das ZNS weitergeleitet - nicht ausschließlich, doch das ist ein wichtiger Bestandteil. Wenn der Vagus nicht arbeitet oder unter erheblichem Stress steht, kann die Signalübertragung zum ZNS gefährdet und dysfunktional werden, was zu einer geringen Entzündungskontrolle und zu einem nicht optimalen Gleichgewicht der Neurotransmitter führt - einer bekannten Ursache von Depressionen, Angstzuständen und posttraumatischer Belastungsstörung.

Interozeption

Wie wir weiter oben besprochen haben, sind etwa 80 Prozent aller über den Vagusnerv transportierten Informationen afferent, das heißt, sie gehen vom Körper zum Gehirn. Einer der wichtigsten Gründe dafür, dass so große Mengen von Statusmeldungen zum ZNS gehen, liegt darin, ein Bewusstsein für die inneren Körperfunktionen und Empfindungen zu schaffen und diese wahrzunehmen, was als „Interozeption" bezeichnet wird. Die Interozeption ist insofern wie ein sechster Sinn, als sie uns ermöglicht, Signale aus unserem Körperinneren wahrzunehmen und zu interpretieren sowie zu entscheiden, ob alles gut funktioniert oder nicht.

Wir haben alle schon Empfindungen aus unserem Körperinneren wahrgenommen, die uns sagten, dass irgendetwas einfach nicht stimmt. Wir spüren vielleicht, dass unser Herz klopft, dass sich der Darm aus irgendeinem Grund nicht gut anfühlt, dass wir zu schwer atmen oder dass sich die Körpertemperatur verändert.

Wenn wir unsere Aufmerksamkeit oder unser Bewusstsein auf das richten, was in unserem Körper geschieht, können wir vielleicht feststellen, dass sich mehrere spezifische Komponenten der Interozeption verändern, die über den Vagusnerv signalisiert werden.

- **Herzschlag und kardiale Informationen:** Wir können die Veränderungen unserer Herzfrequenz und der Qualität unseres Herzschlags spüren.
- **Gastrointestinal:** Hunger, Sättigung, Verdauungsbeschwerden und sogar Probleme der Motilität können von Menschen wahrgenommen werden, die über eine wirksame Interozeption verfügen.
- **Atmung und Atemwege:** Wenn wir bewusst auf den aktuellen Zustand unserer Atmung achten, können wir die Frequenz, die Tiefe und die Qualität der Atmung feststellen.
- **Emotionale Steuerung:** Das nervöse Gefühl im Bauch vor einem öffentlichen Auftritt oder die Wärme, die unser Körper beim Blickkontakt mit einem attraktiven Menschen spürt, sind alles Gefühle einer interozeptiven Resonanz von physiologischen Veränderungen, die mit Emotionen verbunden sind. Emotionen werden auf physiologischer Ebene durch ein interozeptives Feedback wahrgenommen. Genau dadurch kann die Vagus-Aktivität unsere Wahrnehmung von Stress, Angstgefühlen und

anderen Emotionen beeinflussen. Die Interozeption macht die praktische Komponente der Verbindung von Körper und Geist aus.

- **Homöostase und Allostase:** Die Allostase ist das Maß für die Fähigkeit Ihres Körpers, Stabilität (Homöostase) oder optimale Funktionsfähigkeit angesichts von Stressfaktoren zu erhalten. Die Allostase ermöglicht Ihrem Körper, akute Herausforderungen zu bewältigen und weiterhin relativ gut zu funktionieren. Um in einem gut funktionierenden Zustand zu bleiben, müssen regelmäßig Statusinformationen an das ZNS weitergegeben werden, damit es die passenden Reaktionen auf die Stressfaktoren koordinieren kann.

Neuere Studien an verschiedenen Institutionen haben die Bedeutung der Interozeption und ihren Zusammenhang mit psychischen Funktionsstörungen ins Bewusstsein gerückt. Die interozeptive Fähigkeit verringert sich tendenziell bei den Menschen, die an den folgenden Beschwerden leiden:

- **Depressive Störungen:** Bei depressiven Störungen besteht die Tendenz eines verringerten Bewusstseins für körperliche Empfindungen, einschließlich Hunger, Müdigkeit, Sättigungsgefühl und Schmerzen, was dazu beitragen kann, dass man die Fürsorge für sich selbst vernachlässigt und es zu einer Verschlechterung der Symptome kommt.
- **Angststörungen:** Hypersensitivität für interozeptive Vorgänge ist ein häufiges Charakteristikum von Angststörungen, und führt zu Fehlinterpretationen dieser Empfindungen als Anzeichen einer drohenden Gefahr.
- **Essstörungen:** Erkrankungen wie Anorexia nervosa (Magersucht) und Bulimie können eine atypische oder verzerrte interozeptive Verarbeitung in Bezug auf Hunger, Sättigung oder das eigene Körperbild mit sich bringen.

- **Autismus-Spektrum-Störung (ASD):** Emotionale Fehlsteuerung, Mangel an Selbsterkenntnis und Schwierigkeiten mit sozialen Interaktionen sind Grundpfeiler einer ASD, die mit einer atypischen interozeptiven Verarbeitung zusammenhängen.
- **Posttraumatische Belastungsstörung (PTBS):** Übererregung und Hypervigilanz (übermäßiges Gespür für das, was um uns herum geschieht; Anm. d. Verlags) sind Hauptkennzeichen einer PTBS, die damit zusammenhängt, dass innere Wahrnehmungen potenzielle traumatische Erinnerungen sowie erhöhten emotionalen Stress auslösen.
- **Somatisierungsstörung oder somatoforme Störung:** Ähnlich wie bei PTBS kann hier eine dysfunktionale Interozeption zur Wahrnehmung körperlicher Symptome beitragen, deren Ursache in psychischem Stress liegt.
- **Körperdysmorphe Störung:** Eine intensive Konzentration auf wahrgenommene Mängel im Aussehen kann mit einer atypischen interozeptiven Verarbeitung und Problemen bei der Wahrnehmung des Körperbildes zusammenhängen.
- **Panikstörung:** Interozeptive Empfindungen einer erhöhten Herzfrequenz, von Kurzatmigkeit und Schwitzen können als Zeichen einer bevorstehenden Gefahr fehlgedeutet werden und eine Panikreaktion auslösen.

Eine optimale Interozeption ist ein wichtiger Teil des Gesundheitspuzzles und stark verknüpft mit der Wahrnehmung von Veränderungen in körperlichen Empfindungen, die mit einem emotionalen oder psychischen Trauma zusammenhängen. Die Interozeption durch den Vagusnerv ist tatsächlich der Weg zur Verbindung von Körper und Geist.

KAPITEL 13

DIE MESSUNG DER FUNKTION DES VAGUSNERVS

Wenn wir an einen Ort fahren wollen, an dem wir noch nicht waren, bedienen sich die meisten von uns ihres Smartphones, öffnen eine GPS-fähige App und geben den Namen der Zieladresse oder des Unternehmens ein. Die GPS-App benötigt zwei Informationen von Ihnen. Erstens muss sie wissen, wo Sie sich gerade befinden und zweitens, wohin Sie möchten. Dann liefert sie detaillierte Hinweise zur aktuellen Verkehrslage sowie die besten Fahrtwege zum Ziel. Einzelheiten zum Anfahrtsweg kann man später bestimmen, doch anfänglich werden der aktuelle Stand- sowie der Zielort gebraucht. Ohne diese beiden Informationen nutzt Ihnen die GPS-App nicht sehr viel.

Wenn Sie Ihren Vagusnerv optimieren wollen, müssen Sie sich genauso zuerst über seinen aktuellen funktionellen Status klar werden und danach über die gesundheitlichen Ziele, die Sie in Bezug auf die Vagusnervfunktion erreichen wollen.

Es gibt ein paar Möglichkeiten, um sowohl die aktuelle Funktion unseres Vagus als auch unsere Fortschritte bewerten zu können. In diesem Kapitel befassen wir uns mit den wichtigsten Methoden, die wir zur Beurteilung des Status sowie zur Verfolgung unserer Fortschritte auf dem Weg zur optimalen Gesundheit haben.

Herzratenvariabilität (HRV)

Der beste Messwert, den wir in Bezug auf die Beurteilung der Funktion des Vagusnervs und des autonomen Nervensystems haben, ist die Herzratenvariabilität. Im Laufe der letzten zehn Jahre haben die Technologiekonzerne erhebliche Fortschritte dabei erzielt, uns diesen Messwert sehr viel besser zugänglich zu machen. Die Herzratenvariabilität (HRV) ist das Nonplusultra unter den Messwerten, doch wir müssen voll und ganz verstehen, was sie bedeutet, und wie wir diesen wichtigen Datenpunkt zur Beurteilung und zur Verfolgung unserer Fortschritte nutzen können.

Was ist die HRV und was bedeutet sie?

> *Die HRV ist das ultimative Maß für die Anpassungsfähigkeit und Widerstandskraft Ihres Körpers gegenüber Herausforderungen oder Stress, insbesondere in Bezug auf die Funktion des autonomen Nervensystems.*

Die HRV bietet Einblicke in das dynamische Zusammenspiel zwischen den sympathischen und parasympathischen Ästen des autonomen Nervensystems und spiegelt die Fähigkeit des Körpers wider, auf innere sowie äußere Stressfaktoren zu reagieren und sich anzupassen.

Ein gesundes Herz schlägt nicht in einem konstanten Rhythmus, sondern weist eher leichte Abweichungen bei den

Zeitintervallen zwischen jedem Herzschlag auf. Diese Abweichungen bilden ein Muster, das als Herzratenvariabilität bekannt ist. Das Intervall zwischen aufeinanderfolgenden Herzschlägen wird von verschiedenen Faktoren wie der Atmung, der körperlichen Aktivität sowie von Emotionen und hormonellen Veränderungen beeinflusst.

Zur HRV-Analyse gehört sowohl die Bestimmung der Dauer zwischen aufeinanderfolgenden R-Wellen in einem Elektrokardiogramm (EKG) als auch die Gewinnung von Schlüsselparametern, die die Variabilität beschreiben. Zu diesen Parametern gehören Messungen im Zeitbereich (z. B. Standardabweichung bei der Normalverteilung) und Frequenzbereichsmessungen (zum Beispiel Hochfrequenzleistung und Niederfrequenzleistung).

Eine höhere Herzratenvariabilität wird allgemein mit einer besseren Gesundheit und einer erhöhten Widerstandskraft in Zusammenhang gebracht. Sie deutet auf ein gut funktionierendes autonomes Nervensystem mit flexiblen und adaptiven Reaktionen auf unterschiedliche Situationen hin. Im Gegensatz dazu wird eine verringerte HRV oft mit verschiedenen gesundheitlichen Problemen in Verbindung gebracht, zu denen auch Herzkreislauferkrankungen, Stress, Angstzustände und Funktionsstörungen des autonomen Nervensystems gehören.

Sehen wir uns ein Beispiel an, um sicherzustellen, dass wir alle verstehen, wie die HRV im Weiteren bestimmt wird. Dafür kann man zwei Menschen mit der gleichen Herzrate vergleichen, gemessen in Schlägen pro Minute.

Wenn wir die Zeit zwischen R-Zacken (neuronale Signale an das Herz, die einen Herzschlag auslösen) bestimmen und die durchschnittlichen Unterschiede zwischen diesen Intervallen über einen Zeitraum hinweg vergleichen, kommt dabei eine Messgröße heraus, die als HRV bekannt ist.

Bei der Person A variiert die Anzahl der Millisekunden zwischen den aufeinanderfolgenden Herzschlägen stärker, bei Person B ist die Variation geringer. Die Herzschläge von Person B gleichen eher einem Metronom, was bedeutet, dass es bei ihr keine Variationen der Signale gibt, die von sympathischen Nerven kommen und Noradrenalin senden sowie von den parasympathischen Nerven, die Acetylcholin senden. Die fehlende Variabilität zwischen diesen Signalen führt zu weniger Anpassungsfähigkeit und Widerstandskraft. Person A hat eine höhere HRV und ist anpassungsfähiger. Person B hat eine geringere HRV und kann sich weniger an Stressfaktoren anpassen.

Parasympathische Signale vom Vagusnerv sollen den Herzschlag verlangsamen, indem sie die Zeit zwischen den aufeinanderfolgenden Herzschlägen verlängern. Sympathische Signale erhöhen die Herzfrequenz durch Verkürzung der Zeit zwischen den aufeinanderfolgenden Schlägen.

Das optimale Ziel ist ein hohes Maß an Ausgeglichenheit zwischen parasympathischen und sympathischen Signalen. Die Analogie von Gaspedal und Bremse eines Autos ist hier nützlich. Ein Auto ist unbrauchbar, wenn nur die Bremsen benutzt werden können und das Gaspedal nicht funktioniert. Dasselbe Auto mit unwirksamen Bremsen und einem sehr wirksamen Gaspedal ist eine Gefahr für sein Umfeld. Ein Auto funktioniert optimal, wenn es ein wirksames Gaspedal und eine ebenso wirksame Bremse hat. Ein Auto muss beschleunigen, um fahren zu können und langsamer werden, um die Sicherheit von anderen in seinem Umfeld zu gewährleisten. Ebenso muss der menschliche Körper in der Lage sein, „anzuspringen“ und sich in Bewegung zu setzen, wenn eine Herausforderung überwunden werden oder gegen eine Bedrohung vorgegangen werden muss, doch er muss auch wirksam entschleunigen, stoppen und sich erholen können, wenn es keine Bedrohungen zu bekämpfen gibt.

Auf genau diese Art und Weise bekommt ein Herz, das regelmäßiger, fast wie ein Metronom schlägt, meist Informationen durch den Sympathikus, wie ein Auto, dessen Fahrer ständig auf das Gaspedal tritt. Dadurch werden die Schwankungen der Intervalle zwischen den Herzschlägen weniger unregelmäßig und dienen als Zeichen dafür, dass mehr sympathische Signale zum Herzen gelangen als parasympathische. Das führt zu einer geringen Variabilität und ist Zeichen eines Ungleichgewichts zwischen sympathischen und parasympathischen Inputs.

Im anderen Fall sind die sympathischen und parasympathischen Signale relativ gleich und stark. Dieses Szenario führt zu wesentlich mehr Variabilität bei der Anzahl der Millisekunden zwischen den Herzschlägen. Die Zeit zwischen jedem Schlag unterscheidet sich stärker, da die parasympathischen Signale (Bremsen) und die sympathischen (Gaspedal) gleichwertig und in der Lage sind, Sie in Bewegung zu bringen, wenn Sie es brauchen, Ihnen aber auch ermöglichen, langsamer zu werden und sich zu erholen, wenn es nötig ist. Das ist die Definition von Anpassungsfähigkeit und Widerstandskraft.

Viele neue Forschungsarbeiten werden noch abgeschlossen, doch die aktuelle Forschung hat eindeutig gezeigt, dass eine höhere HRV einhergeht mit:

- **einem geringeren Risiko von Herzkreislauferkrankungen:** Eine höhere HRV weist auf eine bessere Herzgesundheit und ein geringeres Risiko von Herzproblemen hin, etwa Bluthochdruck und Herzinfarkte.
- **einem verbesserten emotionalen Wohlbefinden:** Menschen mit einer höheren HRV haben tendenziell weniger Angstzustände und Stress und zeigen eine bessere Emotionsregulation.

- **einer verbesserten Trainingsleistung:** Eine höhere HRV geht mit einer besseren körperlichen Fitness und einer verbesserten körperlichen Leistungsfähigkeit einher.
- **einer besseren Erholung nach Krankheiten und Verletzungen:** Eine zuverlässige Reaktion des autonomen Nervensystems unterstützt die Fähigkeit des Körpers, sich wirksamer von Verletzungen zu erholen.

Einer meiner Mentoren, Ben Pakulski, ein ehemaliger Elite-Bodybuilder und der aktuelle Moderator des *Muscle Intelligence*-Podcasts, hatte eine großartige, subjektive Methode, die Anpassungsfähigkeit zu messen. Er bat uns, über folgendes Szenario nachzudenken: Wenn du am Schreibtisch sitzen und arbeiten würdest, wie schnell könnte sich dein Körper daran anpassen aufzustehen und 60 Sekunden lang zu sprinten (Sympathikus-Steuerung)? Und sobald du den 60 Sekunden-Sprint beendet hättest, wie leicht wäre es für deinen Körper, sich hinzusetzen und sich wieder an einen ruhigen, entspannten Erholungszustand anzupassen (Parasympathikus-Steuerung)?

Es gibt drei mögliche Muster, die Ihnen einen Hinweis auf Ihre Anpassungsfähigkeit geben können:

Muster 1: Wenn Sie in der Lage sind, schnell aufzustehen und ohne großes Problem zu sprinten, dann ist die Sympathikus-Aktivierung wirksam, und Sie sind relativ gut dazu fähig, sich danach schnell wieder zurück an den Computer zu setzen. Das ist ein ideales Muster, das darauf hindeutet, dass beide, der sympathische und der parasympathische Ast des autonomen Nervensystems, effektiv arbeiten. Sie haben wahrscheinlich eine höhere HRV, da Sie gegenüber der Herausforderung in hohem Maße anpassungsfähig und belastbar sind.

Muster 2: Ihr Körper ist langsam und nicht in der Lage aufzustehen und schnell diesen Lauf zu machen. Grundsätzlich kann sich Ihr Körper nicht so gut an höheren Stress anpassen, aber Sie können sich wieder zurück an Ihren Schreibtisch setzen und ziemlich schnell wieder mit der Arbeit beginnen. Das ist ein Zeichen für eine Schwäche des Sympathikus und eine Effizienz des Parasympathikus; das seltenste Szenario. Hierbei besteht häufig eine niedrigere HRV.

Muster 3: Ihr Körper kann relativ schnell aufstehen und den Lauf machen, passt sich aber deutlich langsamer an einen Erholungszustand nach dem Lauf an, was sich darin zeigt, dass es lange dauert, bis die Atmung wieder langsamer wird und Sie Ihre Aufmerksamkeit erneut auf die Arbeit richten können. Das ist ein Zeichen der Effizienz des Sympathikus und einer Schwäche des Parasympathikus und kommt bei meinen Klientinnen und Klienten sowie den Patientinnen und Patienten am häufigsten vor; dieser Befund ist direkt mit einer Funktionsstörung des Vagus verbunden und deutet oft auf eine niedrige HRV hin.

Je höher Ihre HRV ist, desto anpassungsfähiger sind Sie gegenüber Herausforderungen und Stress, weil Sie besser dazu in Lage sind, die Nerven des Sympathikus einzuschalten, wenn Sie sie brauchen sowie bei Bedarf auch die parasympathische Signalübertragung über den Vagusnerv.

Nuancen im Verständnis und in der Nutzung von HRV-Daten

Es gibt wichtige Nuancen im Rahmen der Messung und des Vergleichs der Herzratenvariabilität. Zum einen sind keine zwei Menschen gleich, und man sollte niemals die HRV-Messungen zweier Personen vergleichen. Bitte treffen Sie niemals Entscheidungen über Ihre Gesundheit, indem Sie einfach Ihre HRV mit der eines anderen Menschen vergleichen.

Die HRV eines Menschen kann von einem Tag zum anderen oder sogar von einer Minute zur anderen stark variieren. Ihre Messung unterscheidet sich aufgrund der Nahrung, die Sie zu sich genommen haben, Ihrer Schlafqualität, Ihres aktuellen Atemmusters, des Blutzuckerspiegels, Ihres Trainings und Ihrer Bewegung sowie beliebig vieler anderer Variablen. Daher sollte das Ziel bei der HRV-Messung einfach sein, einen Wert zu erreichen, der höher ist als der Ihres persönlichen täglichen Durchschnittswertes.

Dr. Mike T. Nelson, ein namhafter Sportphysiologie und eine Kapazität im Bereich der HRV, empfiehlt, jeden Morgen innerhalb von fünf bis zehn Minuten nach dem Aufwachen eine einzelne HRV-Messung durchzuführen. Je nachdem, welches tragbare Gerät Sie verwenden, kann diese Messung jeden Morgen zur ungefähr gleichen Zeit zwischen einer und fünf Minuten in Anspruch nehmen. Wenn Sie Ihre HRV jeden Morgen mithilfe dieser kurzen Messung feststellen, erhalten Sie einen Wert, der den aktuellen Erholungszustand Ihres Körpers sowie Ihre Fähigkeit, sich einer Herausforderung zu stellen oder wirksam auf neue Stressfaktoren zu reagieren, genau widerspiegelt.

Viele Sportler nutzen diese präzise Methode, um ihre tägliche Trainings- und Erholungskapazität festzustellen. Da die HRV eine Messgröße für Anpassungsfähigkeit ist, gilt: Je höher die HRV, desto anpassungsfähiger sind sie, größere Trainingsherausforderungen anzunehmen, und desto besser können sie sich von diesen Herausforderungen erholen. Eine niedrigere HRV gilt als Zeichen, dass man sich während der täglichen Trainingszeit nicht so stark fordern sollte, da der Körper an einem solchen Tag nicht so anpassungsfähig ist.

Welche sind die besten Messgeräte zur Bestimmung der HRV?

Bei der Verwendung von tragbaren Geräten zur Überwachung der HRV muss man zwei sehr wichtige Dinge beachten. Zuallererst sollten Sie die Daten von verschiedenen Geräten niemals direkt miteinander vergleichen. Sie arbeiten alle mit unterschiedlichen Sensoren, unterschiedlichen Algorithmen und unterschiedlichen Messformen. Haben Sie sich für ein einzelnes Gerät entschieden, bleiben Sie dauerhaft dabei und vergleichen Sie es wie gesagt nicht direkt mit einem anderen, da die Zahlen wahrscheinlich unterschiedlich sind. Zweitens seien Sie sich darüber im Klaren, dass kein tragbares Gerät je zu Diagnosezwecken genutzt werden sollte. Diese Geräte sollten nur zu Kontrollzwecken verwendet werden, insbesondere zur Beobachtung positiver oder negativer Trends im Vergleich zu den Basis- oder Durchschnittswerten. Dies gilt es unbedingt zu beachten!

Der Goldstandard für die HRV-Messung ist zweifellos ein medizinisch geprüftes EKG-Gerät, das es hauptsächlich in Krankenhäusern und Arztpraxen gibt. Diese Geräte eignen sich wunderbar für genaue Messungen und sind großartig, wenn sie im Rahmen der Diagnostik verwendet werden. Die Schwierigkeit ist, dass sie nicht leicht tragbar, zugänglich oder problemlos für die Allgemeinheit verfügbar sind. Hier können tragbare Geräte zur Gesundheitsüberwachung den Bedarf an Informationen über unseren aktuellen und langfristigen Gesundheitszustand decken.

Die genauesten tragbaren Geräte zur Bestimmung der HRV sind tendenziell solche mit einem Brustgurt, die die elektrische Aktivität des Herzens messen. Aktuell sind der Polar H10 Herzfrequenz-Sensor mit Brustgurt oder das Biostrap Herzfrequenz

Brustband zwei besonders gute Möglichkeiten für diese Form der Messung. So genau sie auch sind, kann es ein wenig schwierig sein, sie ständig an- und abzulegen und es kann anstrengend sein, sie während eines Trainings an der Brust zu tragen. Sie sind auch nicht für das Tragen über längere Zeit gedacht, etwa während der Nacht. Wenn Sie nur an einer genauen täglichen HRV-Messung für ein paar Minuten interessiert sind oder daran, Ihre Herzfrequenz während eines Trainings zu messen, sind sie sehr gute Optionen.

Manche der gängigeren Geräte auf dem Markt werden am Handgelenk getragen und sind oft als Messinstrument in einer Uhr oder einem anderen Gerät enthalten. Geräte von Fitbit und Garmin sind ziemlich gut als Gesundheitstracker und zeigen eine relativ hohe Genauigkeit bei der HRV-Messung.

Die *Apple Watch* und die *Samsung Smartwatch* sind weit verbreitete Geräte, die zwar nicht die größte Genauigkeit bei der HRV-Messung aufweisen, aber ziemlich gut sind, wenn es um die allgemeine Fitnessüberwachung geht. Die gute Nachricht ist, dass sie ihre Algorithmen aktualisieren können und, dass durch die schiere Anzahl an Nutzern eine enorme Datenmenge in ihre Systeme fließt. Dadurch kann die Genauigkeit in den kommenden Monaten und Jahren steigen, was für die Nutzer dieser Geräte von großem Wert sein wird.

Gesundheits-, Fitness- und Trainingsgeräte, die am Handgelenk getragen werden, sind tatsächlich sehr genau und bieten ihren Nutzern wunderbare Dateneingaben und -ausgaben. Meine Favoriten in dieser Kategorie sind Armbänder von *Whoop* und *Biostrap*. Sie nutzen Photoplethysmographie-Messungen (Nicht-invasive optische Messung von Volumenänderungen im Blutgefäß, kurz PPG; Anm. d. Verlags), um das Pumpen des Blutes durch die Blutgefäße im Handgelenk zu verfolgen. Diese werden meist von denjenigen bevorzugt, die

Unterstützung bei sportlichen Aktivitäten und beim Training suchen.

Eines meiner persönlichen Lieblingsgeräte ist der *Oura*-Ring. Ich habe ihn seit nunmehr fast fünf Jahren und freue mich über die Daten, die er mir liefert. Es handelt sich um einen Ring, der an den Finger passt und eine relativ hohe Genauigkeit bei der Messung der HRV und der körperlichen Aktivität aufweist, doch seine Stärke liegt in genauen Messungen während des Schlafens. Das einzige Problem mit dieser Art Gerät ist, dass ich den Ring beim Gewichtheben oder Golfspielen abnehmen muss, also bei allen Trainingsarten, bei denen ich die Hände zum Greifen brauche – denn er kann zerkratzt werden oder wegen seiner Dicke unangenehm beim Greifen sein.

Ich gebe meine Top-Empfehlungen hier gerne weiter, doch denken Sie bitte daran, dass wir in einem Zeitalter der Gesundheitstechnologie leben, und dass diese Informationen wahrscheinlich in sehr naher Zukunft veraltet sind, denn es wird uns ständig eine Menge an neuer Technologie zur Verfügung gestellt.

Herzfrequenzerholung

Dies ist die Messmethode, auf die im Abschnitt „Die Steuerung der Herzfrequenz" auf Seite 131 verwiesen wird. Die Herzfrequenzerholung ist das Maß der Differenz der Herzschläge pro Minute zwischen dem Zeitpunkt, an dem das Training beendet wurde und einer Minute später. Dieses Maß hängt von ein paar Faktoren ab: Dem Alter und der maximalen Herzfrequenz während des Trainings. Mit zunehmendem Alter sinkt unsere Herzfrequenzerholung natürlich ab und ist nach dem Alter von 60 Jahren in der Regel minimal.

Die einzige Art, das genau zu bestimmen, ist ein tragbares Gerät, das die Herzfrequenz misst (für diesen Test muss es die Herzratenvariabilität nicht messen können). Zur Durchführung dieses Tests messen Sie Ihre Herzfrequenz unmittelbar nach dem Trainingsende und dann noch einmal genau eine Minute später. Beträgt Ihre Herzfrequenz am Ende des Trainings 150 Schläge pro Minute, und eine Minute später 130, dann beträgt der Wert Ihrer Herzfrequenzerholung 20 Schläge pro Minute.

Eine Studie aus dem *New England Journal auf Medicine* von 1999 stellte fest, dass eine geringere Herzfrequenzerholung mit eine höheren Mortalitätsrate verbunden war und einer niedrigeren Signalübertragung des Vagus zugeschrieben werden konnte. Eine durchschnittliche Herzfrequenzerholung lag bei etwa 17 Schlägen pro Minute (die 25. bis 75. Perzentilwerte lagen bei 12–23 Schlägen pro Minute), wobei männliche Spitzenathleten Werte der Herzfrequenzerholung von mehr als 29 Schlägen pro Minute hatten. Die besorgniserregenden Werte lagen unter 12 Schlägen pro Minute, doch das Ziel sollte sein, bei der Ein-Minuten-Marke um etwa 20 Schläge niedriger zu liegen als am Ende der Trainingseinheit.[12]

Die Werte der Herzfrequenzerholung variieren sowohl zwischen den Menschen als auch von Tag zu Tag. Das Ziel für jeden sollte einfach sein, jeden Tag etwas besser zu werden – jeden Tag den Durchschnittswert zu übertreffen und dann mit der Zeit den Durchschnittswert zu erhöhen.

Eine der besten Möglichkeiten, diesen Wert zu verbessern besteht darin, zu lernen, wie man sich nach dem Training aktiv erholt. Die meisten Menschen beenden ein Training einfach damit, dass sie sofort wieder in die Umkleidekabine gehen oder unter die Dusche springen, ohne sich die Zeit für aktive Erholung zu nehmen. Das ist aber ganz einfach und großartig dazu geeignet, sich um die Verbesserung des Vagustonus zu kümmern. Zu einer aktiven Erholung gehört die Achtsamkeitsübung fünf bis zehn Minuten lang unmittelbar nach Ihrem Training, mit der Sie langsame Zwerchfellatmung in einer ruhigen Umgebung praktizieren. Regelmäßig durchgeführt gehört aktive Erholung zu den besten Möglichkeiten, um die Funktion des Vagusnervs anzuregen und zu verbessern, da Sie aktiv lernen, vom sympathischen in den parasympathischen Zustand zu wechseln. Der Praxis der aktiven Erholung widmen wir uns in Teil 3 dieses Buches.

Die Reaktion des Gaumenbogens – der „Ahh"-Test

Wie wir bereits gelernt haben, gibt es im Gegensatz zur allgemeinen Benennung, die von dem Vagus*nerv* in der Einzahl spricht, in Wirklichkeit zwei Vagusnerven, die aus jeder Seite des Hirnstamms an der *Medulla oblongata* austreten. Diese beiden Nerven bleiben voneinander getrennt, bis sie in den Thorax eintreten und sich miteinander verflechten, indem sie ineinandergreifen und gemeinsam entlang der Speise- und Luftröhre sowie durch den restlichen Thorax und den Bauchraum ziehen. Es gibt einen Bereich, wo wir einen ganz einfachen Test durchführen können, um festzustellen, ob einer der Vagusnerven mehr beeinträchtigt ist als der andere – das Gaumensegel.

Wenn wir schlucken oder sprechen, bewegt sich unser Gaumensegel (das „Velum"), das Schleimhaut- und Muskelgewebe am hinteren Mundhöhlendach, ebenfalls. Während des Schluckens wird das Gaumensegel angehoben und verschließt den Nasopharynx, den Nasenrachen, gegenüber der Mundhöhle, um zu verhindern, dass Nahrung oder Flüssigkeit in die Nasenhöhle gelangt. Das ist notwendig, um zu gewährleisten, dass der Bolus (der mit Speichel vermischte Bissen) über die Speiseröhre ohne Aspiration (Einatmen von Nahrung oder Flüssigkeit in den Atemtrakt) in den Magen gelangt. Die Anhebung des Gaumensegels erzeugt eine physische Barriere, lenkt den geschluckten Bissen nach unten und ermöglicht die sichere Passage durch den oberen Atem- und den Verdauungstrakt.

Während der Erzeugung von Sprache hebt sich das Gaumensegel ebenfalls an, jedoch aus einem anderen Grund. Wenn wir sprechen, strömt Luft von der Lunge durch die Luftröhre und dann durch die Stimmbänder in den Kehlkopf und bildet den Klang. Der Klang wird dann durch die Bewegung von verschiedenen Sprechorganen, einschließlich der Zunge, der Lippen und des Gaumensegels zu erkennbaren Sprachkomponenten geformt.

Die Hebung des Gaumensegels während des Sprechens dient zwei Zwecken. Erstens trägt sie dazu bei, einen Druckaufbau in der Mundhöhle zu erzeugen, der notwendig ist, um bestimmte Sprachlaute zu bilden. Wenn das Gaumensegel angehoben ist, blockiert es die Luftzufuhr durch die Nasenhöhle und lenkt die Luft für diese spezifischen Sprachlaute nur durch den Mund. Zweitens verhindert es die Nasalierung nicht nasaler Sprachlaute. Näseln tritt auf, wenn das Gaumensegel nicht ganz angehoben ist und ein Teil der Luftzufuhr durch die Nasenhöhle entweichen kann. Näseln ist bei nasalen Sprachlauten wie /m/, /n/ und /ng/ angebracht, doch bei anderen Sprachlauten wie z. B. Vokalen und den meisten Konsonanten ist es nicht wünschenswert.

Ein oft übersehenes Anzeichen einer Funktionsstörung des Vagus, das damit in Zusammenhang steht, ist eine übermäßig nasale Aussprache von Lauten, die eigentlich nicht nasal sein sollten. Wenn ich mit Klientinnen und Klienten arbeite, höre ich nicht nur auf die Worte, die sie benutzen, sondern auch auf die Beschaffenheit ihrer Lautäußerungen, einschließlich Näseln und Monotonie, die mit einer negativen Beeinflussung der Kehlkopfäste des Vagusnervs zusammenhängen. Die Gaumenbögen, die wir sehen können, wenn wir die hintere Mundhöhle (bei entsprechendem Licht) im Spiegel ansehen, werden von zwei Nerven innerviert – dem Rachenast des Vagus, der die Muskeln der Rachenbögen mit motorischem Input versorgt und den kleineren Gaumennerven (die sensorische Informationen kontrollieren), die Äste des Oberkiefernervs, des fünften Gehirnnervs sind.

Die Fähigkeit, das Gaumensegel beim Schlucken und Sprechen anzuheben, ist direkt mit der reibungslosen Funktion des Vagus verbunden, der die Muskeln der Gaumenbögen innerviert. Die Muskeln des linken Gaumenbogens werden vom Kehlkopfast des linken Vagus und die Muskeln des rechten Gaumenbogens werden vom Kehlkopfast des rechten Vagus innerviert.

Der Reaktionstest des Gaumenbogens ist sehr einfach und kann von jedermann täglich durchgeführt werden. Dazu empfehle ich die Verwendung einer Zahnbürste (wenn Sie den Test zu Hause machen) oder eines Holzspatels (in einem medizinischen Rahmen), um damit die Zunge hinunterzudrücken, sodass Sie die Gaumenbögen und das Zäpfchen am hinteren Ende des Halses deutlich sehen können.

Während Sie die Zunge gedrückt halten, schauen Sie auf das Zäpfchen, das in der Mitte nach unten ragt und auf die beiden Bögen direkt daneben. Sobald Sie diese Strukturen deutlich sehen, achten Sie darauf, wie sie sich bewegen, wenn Sie „Ahh“ sagen.

Bei einer optimalen Reaktion können Sie folgendes beobachten:

1. Der linke und der rechte Gaumenbogen heben sich um etwa 1 cm an.
2. Die Bögen heben sich symmetrisch an, wenn man sie miteinander vergleicht.
3. Das Zäpfchen hebt sich gleichzeitig an und bleibt in der Körpermitte.

Nicht optimale Bewegungen sind folgende:

1. Die Gaumenbögen heben sich nicht oder um weniger als 1 cm an.
2. Der linke und der rechte Gaumenbogen heben sich nicht symmetrisch an (eine Seite hebt sich stärker als die andere an).
3. Das Zäpfchen bleibt nicht der Mitte und zeigt auf eine Seite.

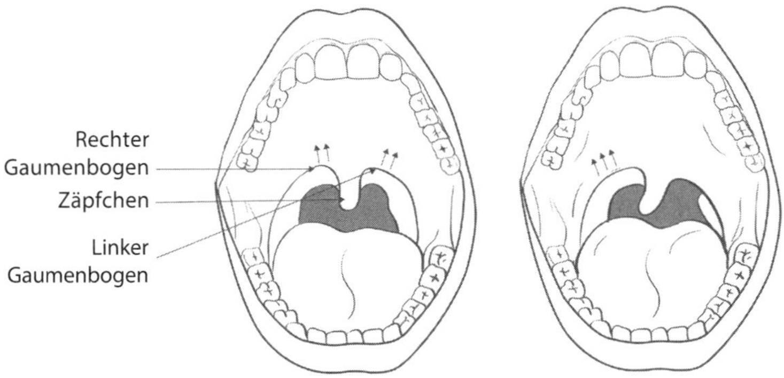

Eine asymmetrische Anhebung der Bögen geht häufig mit einer Abweichung des Zäpfchens einher. Hebt sich der linke Gaumenbogen stärker an als der rechte, dann weicht das Zäpfchen zur linken Seite hin ab. Als Faustregel gilt hier, dass das Zäpfchen zu der Seite hinzeigt, die sich stärker anhebt. Das

Zäpfchen zeigt zu der Seite des Vagus, die richtig funktioniert und weg von der Seite, die nicht so effektiv funktioniert.

Größere Veränderungen und Abweichungen treten häufig infolge von körperlichen Traumata auf, etwa nach Verkehrsunfällen oder Rutsch- und Sturzverletzungen, weil der Verletzungsmechanismus negative Auswirkungen auf den Hirnstamm hat. Eine regelmäßige Suche nach kleineren Veränderungen und Abweichungen hilft uns festzustellen, ob zwischen den beiden Vagusnerven ungünstige Veränderungen auftreten.

Der Gaumenbogentest wird sich als sehr nützlich erweisen, wenn wir uns mit der Stimulation des Vagusnervs befassen und prüfen, ob es Unterschiede zwischen der Stimulation auf der linken und der rechten Seite des Halses gibt.

Der BOLT-Wert

Der Atem ist der maßgebliche Kontrollmechanismus, durch den wir unserem Körper vorgeben, in welchem Zustand wir sein möchten. Es gibt keine bessere Möglichkeit, um unseren autonomen Zustand zwischen sympathisch und parasympathisch zu wechseln als den Atem.

Entweder kontrolliert Ihr Geist Ihren Atem
oder Ihr Atem kontrolliert Ihren Geist.

Bei meinen Recherchen habe ich noch keinen besseren Test als den BOLT-Wert gefunden, um die kardiovaskuläre und biochemische Fähigkeit eines Menschen zu messen, dem steigenden Kohlendioxidgehalt standzuhalten. Diesen Test lernte ich in Patrick McKeowns Buch „Erfolgsfaktor Sauerstoff“ kennen und habe ihn bei vielen meiner Klientinnen und Klienten sehr erfolgreich eingesetzt.

BOLT (*Body Oxygen Level Test*) steht für „Körper-Sauerstoff-Niveau-Test". Dieser einfache Test zielt darauf ab, die Atemanhaltezeit als Indikator für die Toleranz gegen Kohlendioxid (CO_2) und die allgemeine respiratorische Fitness zu messen.

So wird der BOLT-Test durchgeführt:

1. Vorbereitung: Suchen Sie sich einen gemütlichen und ruhigen Platz zum Sitzen oder Liegen. Sorgen Sie für eine lockere Körperhaltung mit geradem Rücken und mit entspannten Schultern.

2. Machen Sie normale Atemzüge: Atmen Sie ein paarmal durch die Nase ein und aus, um in einen ruhigen und gleichmäßigen Atemrhythmus zu kommen.

3. Atmen Sie ganz aus: Atmen Sie normal durch die Nase ein und atmen Sie dann die ganze Luft ruhig durch die Nase aus. Atmen Sie ganz aus und versuchen Sie, übermäßiges Atemanhalten nach dem Ausatmen zu vermeiden.

4. Starten Sie die Zeituhr: Halten Sie nach dem Ausatmen die Nase mit den Fingern zu (um nicht einzuatmen) und starten Sie die Zeituhr.

5. Halten Sie den Atem an: Halten Sie den Atem an solange Sie können, ohne sich zu sehr anzustrengen oder zu zwingen. Konzentrieren Sie sich darauf, währenddessen entspannt zu sein.

6. Beenden Sie den Test: Wenn Sie unwillkürlich das Bedürfnis haben zu atmen (das heißt, wenn Ihr Körper Ihnen ein Signal sendet, dass Sie atmen müssen), lassen Sie Ihre Nase los und atmen Sie ruhig durch die Nase ein. Notieren Sie die Zeit.

7. Berechnen Sie Ihren BOLT-Wert: Die Anzahl der Sekunden, die Sie Ihren Atem anhalten konnten, ohne dass Sie erstmals das Gefühl hatten einatmen zu müssen, ist Ihr BOLT-Wert.

Der BOLT-Wert ist eine großartige Möglichkeit, jede Woche Ihre Atemkapazität zu beurteilen. Er ist etwas, das Sie zum Besseren verändern können und er ist ein Test, der die allgemeine Atmungseffizienz sowie die Toleranz gegenüber steigenden CO_2-Werten aufzeigt.

Und das bedeutet Ihr BOLT-Wert:

Ein BOLT-Wert unter 10 Sekunden ist ein Zeichen für eine schlechte Kapazität des Herzkreislauf-Systems, eine chronische Hyperventilation, eine ineffiziente Atemmechanik und potenzielle Atemprobleme.

Ein BOLT-Wert zwischen 10 und 19 Sekunden ist ein Zeichen für eine ineffiziente Atemmechanik und eine geringe kardiovaskuläre Kapazität mit einer geringen Toleranz gegenüber dem CO_2-Spiegel.

Ein BOLT-Wert zwischen 20 und 39 Sekunden ist typisch und steht für eine durchschnittliche kardiovaskuläre Kapazität und Atemmechanik sowie eine mittelmäßige CO_2-Toleranz.

Ein BOLT-Wert von 40 und mehr Sekunden gilt als ausgezeichnet und steht für eine hohe CO_2-Toleranz und eine optimale kardiovaskuläre Kapazität sowie eine ideale Atemmechanik.[13]

Wie wir mittlerweile eindeutig wissen, ist Ihr BOLT-Wert kein direkter Indikator der Vagus-Funktion; er ist jedoch ein großartiger Surrogatmarker (Ersatzgröße) zur Bestimmung der Atmungseffizienz und der biochemischen Fähigkeit, höhere Kohlendioxidkonzentrationen zu verarbeiten. Innerhalb der 80 Prozent von afferenten parasympathischen Informationen, die über den Vagus zum Hirnstamm gelangen, gibt es Statusinformationen aus den im Aortenkörper und im Karotissinus befindlichen peripheren Chemorezeptoren, die Veränderungen beim CO_2-Spiegel, beim Sauerstoffspiegel und auch beim Säure-Basen-Gleichgewicht (pH) wahrnehmen.

Im Gegensatz zur allgemeinen Annahme hängt unsere Atmungseffizienz nicht mit dem Sauerstoffspiegel, sondern eher mit dem Kohlendioxidspiegel zusammen. Wir atmen nicht hauptsächlich, um mehr Sauerstoff aufzunehmen, sondern um übermäßiges Kohlendioxid abzugeben.

Wie Patrick McKeown erklärt, ist das Kohlendioxid die Tür, durch die wir Sauerstoff zu unseren Muskeln bringen können. Ist diese Tür nur einen Spalt weit offen, schnappen wir im Allgemeinen mehr nach Luft (insbesondere während des Trainings, aber auch im Ruhezustand). Ist die Tür weit offen, steigt die Wirksamkeit, mit der wir Sauerstoff in die Zellen bringen. Chronische Hyperventilation ist das Ergebnis einer niedrigeren Schwelle für steigende Kohlendioxidwerte. Effiziente Atemmuster entstehen durch einen höheren CO_2-Schwellenwert oder, einfach ausgedrückt, eine höhere CO_2-Toleranz.

Eine chronische Hyperventilation oder gesteigerte Atmung hängt mit vielen Gesundheitsproblemen und der Aktivierung des sympathischen Nervensystems zusammen, einschließlich eines mangelhaften Stressmanagements, Angstzuständen und psychischer Gesundheitsprobleme, eines schlechten Schlafs, einer geringeren Trainingsleistung, einer schlechten kardiovaskulären Gesundheit und Atemwegserkrankungen.

Eine wirksame Atemkontrolle, insbesondere wenn wir nicht bewusst die Luft anhalten, ist bei weitem der größte Hebel, mit dem wir unseren autonomen Zustand und unsere Funktion beeinflussen können. Wenn Sie die Funktion Ihres Vagusnervs wirklich optimieren wollen, sollte das Erlernen einer effektiven Atmung bei Ihren täglichen Übungen an erste Stelle stehen.

Test der Kolontransitzeit oder Darmpassagezeit

Diesen Test habe ich in meinem vorhergehenden Buch („Aktivieren Sie Ihren Vagusnerv") besprochen; er ist sehr hilfreich, um zu verstehen, welchen Anteil der Gastrointestinaltrakt an der Gesundheit des Vagus hat.

Wie wir wissen, ist der Gastrointestinaltrakt (GI) eng mit dem Vagusnerv verbunden, über den ein großer Teil der Kommunikation der Mikrobiom-Darm-Gehirn-Achse verläuft. Signale des aktuellen GI-Status und des mikrobiellen Gleichgewichts werden über den Vagus an das Gehirn zur Verarbeitung geschickt. Außerdem werden über den Vagusnerv viele Signale an die Darmmakrophagen gesendet, die deren Fähigkeit bestimmen, mit Entzündungssignalen umzugehen und den chronischen Verlauf von Entzündungsauslösern zu begrenzen. Signale zum Darm sind auch notwendig, um die Peristaltik und den migrierenden motorischen Komplex, den wirksamen Transport der Nahrung durch den Verdauungstrakt, zu fördern.

Der Test der Darmpassagezeit, also der Dauer, welche die Nahrung benötigt, um den Darm zu passieren, ist eine einfache Möglichkeit, die aktuelle Funktion des Verdauungstrakts zu beurteilen, insbesondere die Wirksamkeit, mit der der Darm Nährstoffe aus der Nahrung gewinnt und Abfallstoffe rechtzeitig beseitigt. Im Folgenden erfahren Sie, wie der Test durchgeführt wird.

1. Besorgen Sie sich eine kleine Menge Sesamsamen. Ein Esslöffel ist meist ausreichend. Achten Sie darauf, dass es keine schwarzen Sesamsamen sind, da sie bei diesem Test schwerer zu erkennen sein können.
2. Geben Sie einen Esslöffel der Sesamsamen in ein Glas Wasser.
3. Trinken Sie das Wasser mit den Samen und achten Sie darauf, dass Sie sie nicht kauen.
4. Notieren Sie jetzt die Uhrzeit.
5. Denken Sie an den Test, wenn Sie in den nächsten Tagen zur Toilette gehen.
6. Achten Sie nach jedem Stuhlgang darauf, ob sich Sesamkörner im Stuhl befinden.
7. Notieren Sie das Datum und die Zeit, sobald Sie die Samen sehen. Machen Sie das so lange bei jedem Stuhlgang, bis Sie keine Samen mehr entdecken können.

Mit der nachfolgenden Tabelle können Sie überprüfen, in welcher Passagezeit sich Ihr Darm gerade befindet:

Zeit von der Einnahme bis zur Sichtbarkeit	**Kategorie**	**Erklärung**
weniger als 12 Stunden	zu schnell	sehr schnelle und ineffiziente Darmpassagezeit
12 – 18 Stunden	schnell bis normal	schnelle Darmpassagezeit, aber im zulässigen Bereich
18 – 24 Stunden	optimal	optimale Darmpassagezeit
24 – 36 Stunden	langsam bis normal	langsame Darmpassagezeit, aber im zulässigen Bereich
mehr als 36 Stunden	zu langsam	sehr langsame und ineffiziente Darmpassagezeit

Eine optimale Darmpassagezeit ist ein großartiges und einfaches Instrument zur Bewertung der Darmfunktion und steht in Zusammenhang mit einer guten Signalübertragung entlang des Vagusnervs zum und vom Darm. Jede Abweichung vom optimalen Wert kann ein Zeichen für eine unzureichende Darmfunktion und ein potenzieller Auslöser oder ein Anzeichen einer Funktionsstörung des Vagus sein. Sie können mit der Diagnose eines Reizdarmsyndroms, einer Dünndarmfehlbesiedlung (SIBO), eines abnormalen Wachstums von Pilzen im Dünndarm (SIFO – *Small Intestinal Fungal Overgrowth*) oder einer entzündlichen Darmerkrankung in Verbindung stehen.

Verwenden Sie den Test der Darmpassagezeit als ein erstes Messinstrument, um festzustellen, ob eventuell weitere Tests erforderlich sind, um das Gleichgewicht des Mikrobioms und die Darmfunktion besser zu verstehen.

Die Erfassung von empfundenem Stress – *Social Readjustment Rating Scale* (SRRS)

Als kleine Erinnerung – nicht jeder Stress ist schlecht. Als wie belastend wir den Stress empfinden hängt davon ab, wie wir die Herausforderung wahrnehmen. Wenn wir das Gefühl haben, dass wir gut mit einem Stressfaktor umgehen können, verhilft uns das tatsächlich zu einer positiveren Einstellung. Wir können in ihm dann eher eine positive Herausforderung als negativen Stress sehen. Es gibt eine kumulative Wirkung von Stress – sowohl positiv als auch negativ – auf unsere Widerstandsfähigkeit. Wenn wir das Ausmaß an emotionalem und psychischem Stress einschätzen können, unter dem wir in letzter Zeit gestanden haben, kann uns dies helfen zu verstehen, wie viel positive Herausforderung wir annehmen sollten.

Die Stressskala von Holmes und Rahe (alias Aufstellung kritischer Lebensereignisse) ist ein bekanntes und gut erforschtes

Instrument in der Psychologie und ein wichtiger Baustein, um das Ausmaß des Stresses zu verstehen, dem wir uns ausgesetzt fühlen. Diese kurze subjektive Bewertung der jüngsten Herausforderungen in unserem Leben kann nützlich sein, ein Verständnis für den kumulativen Stress zu bekommen, dem wir uns unterworfen fühlen.

Diese Bewertung für sich genommen hat allerdings einige Einschränkungen, die es zu beachten gilt. Die bewerteten Datenpunkte sind äußerst subjektiv und es gibt nur einen begrenzten Umfang dessen, was ausgewertet wird. Es gibt einen Rezenzeffekt (das heißt, dass neuere Informationen gegenüber zeitlich länger zurückliegenden Ereignissen stärker in der Erinnerung verankert werden), der dem Test selbst innewohnt, da wir nur Ereignisse überprüfen, die ein Jahr vor der Durchführung des Tests stattgefunden haben. Insofern können wir mit diesem Test wichtige Lebensereignisse oder chronische Stressfaktoren nicht wirklich erfassen. Um diese Einschränkungen zu verringern, kann es von Vorteil sein, gemeinsam mit einem Therapeuten eine Bewertung der Zeitachse von Lebensereignissen vorzunehmen. Dies kann dabei helfen, die Auswirkungen der verschiedenen Herausforderungen auf unsere physiologische Fähigkeit zu ihrer Bewältigung zu analysieren.

Davon abgesehen ist die Stressskala von Holmes und Rahe ein großartiges Instrument, das uns helfen kann, basierend auf der Menge an Stress, die sich im Jahr zuvor angesammelt hat, die Wahrscheinlichkeit eines möglichen physiologischen oder gesundheitlichen Problems in der nahen Zukunft einzuschätzen.

Diese Bewertung erfolgt durch eine Bestandsaufnahme der auf dem Formular aufgelisteten Stressfaktoren, denen jeweils ein numerischer Wert zugewiesen wurde, je nachdem, als wie stressig sie tendenziell empfunden werden. Zum Beispiel hat der Tod eines Lebenspartners einen Zahlenwert von 100 Punkten, während ein Wohnungswechsel mit 20 Punkten und ein Urlaub mit 13 Punkten bewertet wird.

Stellt man alle Stressfaktoren zusammen, die im vorherigen Jahr aufgetreten sind, ergibt sich ein Gesamtwert für den wahrgenommenem Stress, der uns hilft, das Risiko für einen stressbedingten gesundheitlichen Zusammenbruch in den nächsten beiden Jahren einzuschätzen.

Punktzahl*	**Bedeutung**
Weniger als 150 Punkte	Eine relativ geringe Menge Lebensstress und ein minimales Risiko eines durch Stress bedingten gesundheitlichen Zusammenbruchs.
150 – 300 Punkte	Eine mittlere Stressmenge und ein fünfzigprozentiges Risiko eines durch Stress bedingten gesundheitlichen Zusammenbruchs im Laufe der nächsten zwei Jahre.
Über 300 Punkte	Eine große Menge Stress und ein achtzigprozentiges Risiko eines durch Stress bedingten gesundheitlichen Zusammenbruchs im Laufe der nächsten zwei Jahre laut dem Statistischen Vorhersagemodell von Holmes-Rahe.

* Quelle: https://pubmed.ncbi.nlm.nih.gov/6059863

In meiner Online-Klinik *Health Upgraded* achten wir auf eine sorgfältige Beurteilung jeder Klientin und jedes Klienten, um sowohl die Zeitachse der Ereignisse in ihrem Leben vollständig zu verstehen als auch ihre Geisteshaltung in Bezug darauf, wie Stressfaktoren sie in ihrem Leben beeinflusst haben oder immer noch beeinflussen und schauen uns zudem alle Bereiche an, in denen Stressfaktoren physiologische Auswirkungen auf ihren Körper haben können. Die stete Überprüfung der HRV und der BOLT-Werte, das Testen der Gaumenbögen, der Darmpassagezeit sowie des persönlichen Stressempfindens ermöglichen es uns, die besten Empfehlungen zu geben und unseren Klientinnen und Klienten dabei zu helfen, zugrundeliegende Ursachen zu verstehen und ihre Fortschritte zu bestimmen.

Wir glauben, dass es von größter Bedeutung ist, das ganze Bild zu sehen und ein möglichst breites Verständnis der potenziellen dem Stress zugrundeliegenden Ursachen zu gewinnen, sodass wir unseren Klientinnen und Klienten dabei helfen können, diese Stressfaktoren auf positive Weise anzugehen, während wir daran arbeiten, ihre Vagusfunktion zu optimieren, sodass sie Widerstands- und Anpassungsfähigkeit gegenüber den Herausforderungen aufbauen, die unweigerlich in Zukunft auftreten werden.

TEIL 3

STRATEGIEN FÜR DIE OPTIMIERUNG DES VAGUSNERVS

KAPITEL 14

ATEMTECHNIKEN

Die Bedeutung und Relevanz der Atmung können nicht hoch genug eingeschätzt werden, wenn es um ihre Auswirkungen auf die Funktionen des autonomen Nervensystems und insbesondere auf die des Vagusnervs geht. Falsche Atemmuster sind der wichtigste Teil des therapeutischen Puzzles. Effektives Atmen kann sogar als Dreh- und Angelpunkt für einen Wechsel zwischen sympathischem und parasympathischem Zustand betrachtet werden, und daher stehen die folgenden Strategien auch am Anfang dieses Abschnitts über die Optimierung der Funktion des Vagusnervs.

Nasenatmung versus Mundatmung

Die Nase ist zum Atmen und der Mund ist zum Essen da. Es ist tatsächlich so einfach, doch glücklicherweise sind wir mit einem Notfallplan ausgestattet, für den Fall, dass die Nase verstopft ist oder nicht funktioniert. Im Ruhezustand müssen wir üben, passiv durch die Nase zu atmen und den Mund geschlossen zu halten. Wie in Kapitel 4 besprochen, ist es unerlässlich, eine Nasenscheidewandverkrümmung oder direkte Ursachen einer Nasenverstopfung zu behandeln, damit Sie die Nasenhöhle als primären Atemkanal benutzen können. Sobald das

Hindernis für die Nasenatmung beseitigt ist, wird es deutlich einfacher, Übungen zur Behebung suboptimaler Atemmuster und -gewohnheiten durchzuführen.

Wenn das für Sie eine Herausforderung darstellt, kann eine einfache Strategie helfen: Schließen Sie den Mund schließt legen Sie die Zungenspitze gleich hinter den beiden vorderen Schneidezähnen an den Gaumen. Indem man diese Methode anfangs bewusst immer wieder anwendet, wird sie mit der Zeit zu einer positiven passiven, automatischen Gewohnheit.

Einatmung und Ausatmung

Eine nur selten genutzte Strategie bei Atemübungen besteht darin, auf das zeitliche Verhältnis von Einatmung und Ausatmung zu achten. Wenn wir einatmen, senden wir dem Körper ein Signal, dass wir leicht unter Stress stehen, und der Körper reagiert darauf mit einer geringfügigen, aber messbaren Erhöhung der Herzfrequenz. Dies wird damit beantwortet, dass die Herzfrequenz beim Ausatmen geringfügig, aber ebenfalls messbar absinkt. Die Einatmung aktiviert die sympathischen Nerven, die Ausatmung den Vagusnerv, der sich parasympathisch auf das Herz auswirkt. Dies ist eine wichtige Erkenntnis, die wir strategisch nutzen können, um unsere Atemmuster wiederherzustellen.

Wenn wir länger einatmen als ausatmen, fördern wir eher einen sympathischen Zustand als einen parasympathischen. Dieses Verhältnis ist auch in Bezug auf unsere CO_2-Toleranz und die BOLT-Werte äußerst relevant, da Hauptantrieb und Ziel des Atmens die Freisetzung von Kohlendioxid aus dem Körper ist. Eine geringere Toleranz gegenüber dem Kohlendioxidspiegel führt dazu, dass wir schneller und öfter ausatmen.

Wenn wir jedoch daran arbeiten, CO_2-Toleranz zu verbessern, können wir dieses Problem beheben und so das Verhältnis optimieren.

Um die folgenden Übungen etwas einfacher zu machen, können Sie eine App für die Atemfrequenzmessung (einfach dieses Stichwort in eine Suchmaschine eingeben; Anm. d. Ü.) aus dem Netz herunterladen, die Ihnen hilft, Ihre Atemübungen individuell anzupassen.

Eine großartige Strategie für Anfänger ist hier die sogenannte *Box Breathing*-Methode, der Vier-Viertel-Atem, eine Atemtechnik, bei der Einatmen, Atem anhalten, Ausatmen und Pause jeweils vier Sekunden dauern – also vier Sekunden einatmen, vier Sekunden den Atem anhalten, vier Sekunden ausatmen und wieder vier Sekunden den Atem anhalten. Dadurch wird die Aufmerksamkeit nicht auf eine längere Ausatemzeit gerichtet, sondern wir werden darauf trainiert, beim Ein- und Ausatmen ein Verhältnis von 1 zu 1 zu erreichen, da viele Anfänger oft länger einatmen als ausatmen.

Die nächste Stufe ist, die Ausatemzeit in Richtung einer Verdoppelung gegenüber der Zeit des Einatmens auszuweiten. Eine einfache Methode hierfür ist die 4 – 4 – 6 – 2-Atmung, also vier Sekunden einatmen, vier Sekunden den Atem anhalten, sechs Sekunden ausatmen und zwei Sekunden den Atem anhalten.

Sobald Sie sich mit dieser Methode vertraut fühlen, können Sie einen Schritt weitergehen. Hier gefällt mir besonders die 4 – 7 – 8-Atemmethode. Sie ist ein großartiges Spitzen-Trainingstool. Hierbei atmen Sie vier Sekunden lang ein, halten sieben Sekunden lang den Atem an und atmen acht Sekunden lang aus.

Wenn Sie täglich zehn Minuten mit Atemübungen verbringen, verbessert dies schließlich Ihr automatisches Ein- und Ausatem-Verhältnis und ermöglicht Ihrem Körper eine größere Signalübertragungskapazität über den Vagusnerv.

Physiologisches Seufzen

Eine einzigartige Strategie zur akuten Hebung der parasympathischen Aktivität wird „physiologisches Seufzen" genannt. Dazu gehört das folgende Muster von Ein- und Ausatmen: Atmen Sie anfangs relativ tief ein, danach atmen sie noch einmal kurz, aber merkbar tiefer ein und dann folgt ein längeres, volleres Ausatmen. Mit einfachen Worten: Sie atmen zuerst ein, dann atmen Sie schnell noch mal ein und danach atmen Sie langsam vollständig aus. Das längere und langsamere Ausatmen ist besonders hilfreich für die Mobilisierung der parasympathischen Reaktion.

Dass diese Methode funktioniert, liegt wohl hauptsächlich am zweiten Einatmen, das zweierlei bewirkt. Ein zweites Einatmen gehört nicht zum normalen Atemmuster, daher werden wir gezwungen, uns auf unseren Atem zu konzentrieren. Das allein ist schon sehr hilfreich, um beispielsweise ein momentanes Angstgefühl zu verringern. Auf physiologischer Ebene scheint das zweite Einatmen zudem seltener genutzte Alveolen (Lungenbläschen) in der Lunge zu mobilisieren und sie zu reaktivieren, sodass sich in der Folge durch eine Vergrößerung der Lungenoberfläche der Gasaustausch erhöht.

Das physiologische Seufzen ist ein Instrument, das wir in einer akut erhöhten Stresssituation nutzen können, etwa, wenn wir uns durch die Arbeit oder familiäre Verpflichtungen überfordert fühlen. Seine Anwendung erfordert, dass Sie achtsamer dafür werden, wie Sie sich fühlen und wann Sie eine Entspannungsreaktion brauchen. Seufzen ist wie ein respiratorischer Neustart für den Körper und ein großartiges und einfaches Werkzeug, das Ihnen dabei hilft, Ihren Zustand zu verändern, wenn Sie sich überfordert oder gestresst fühlen.

Atemanhalte-Training

Das Anhalten des Atems kann vielschichtige Auswirkungen auf das autonome Nervensystem haben. Die Reaktionen darauf variieren abhängig von der Dauer, von individuellen Faktoren und vom spezifischen Zusammenhang, in dem es praktiziert wird. Im Allgemeinen ist die anfängliche Reaktion auf ein kurzes Anhalten des Atems eine Aktivierung des Sympathikus, der eine Aktivierung des Parasympathikus folgt.

Wenn Sie den Atem anhalten, kommt es zunächst zu einer Ansammlung von Kohlendioxid (CO_2) im Blut (was als Hyperkapnie bezeichnet wird). Dadurch wird eine Reaktion des Sympathikus ausgelöst, die zu einer erhöhten Herzfrequenz, einem erhöhten Blutdruck und einem Gefühl von Druck führt. Wird der Atem weiter angehalten, wird die CO_2-Bildung ausgeprägter und sorgt für eine stärkere Stimulation des parasympathischen Nervensystems. Diese parasympathische Reaktion zielt darauf ab, das Gleichgewicht wiederherzustellen und der anfänglichen Aktivierung des Sympathikus entgegenzuwirken. Dadurch sinken Herzfrequenz und Blutdruck und die Entspannung wird gefördert.

Der Wechsel von der Dominanz des Sympathikus zu der des Parasympathikus während des Atemanhaltens spiegelt den Versuch des Körpers wider, die Homöostase aufrechtzuerhalten. Die parasympathische Reaktion unterstützt die

Normalisierung des CO_2-Spiegels im Blut und verhindert eine übermäßig intensive Reaktion des Sympathikus.

Hierbei gilt es zu beachten, dass das Gleichgewicht zwischen der Aktivierung des Sympathikus und des Parasympathikus während des Atemanhaltens aufgrund von verschiedenen Faktoren variieren kann. Dazu zählen individuelle physiologische Unterschiede, der emotionale Zustand oder die Dauer des Atemanhaltens.

Das Atemanhalte-Training ist eine Methode für Fortgeschrittene, wenn es darum geht, das parasympathische System zu optimieren und sollte nur unter der Überwachung durch Fachleute praktiziert werden. Es ist jedoch eines der hilfreichsten Instrumente für alle, die ihre CO_2-Toleranz deutlich verbessern und ihre Fähigkeit trainieren wollen, die Funktion des Vagus zu verbessern und die Herzratenvariabilität zu erhöhen.

Aktives Erholungstraining

Ich habe dieses Konzept zum ersten Mal durch einen Fitnesstrainer kennengelernt, der mit Ben Pakulski (kanadischer Bodybuilder; Anm. d. Verlags) zusammenarbeitete und wende es seither bei der Regeneration nach meinem Training an, wo es sich als hochwirksam erwiesen hat und zu einer deutlichen Verbesserung beiträgt.

Aktives Erholungstraining bedeutet, dass man sich nach dem Training zwischen fünf und zehn Minuten Zeit nimmt, und sich darauf konzentriert, aktiv langsamer zu atmen, um sich von einem sympathischen Zustand direkt nach dem Training in einen parasympathischen kurz nach Ende des Trainings zu bringen. Wie wir wissen, liegt der Schlüssel zu einer verbesserten Gesundheit in der Widerstandsfähigkeit gegenüber

Stress, daher müssen wir den Prozess der Erholung so effizient wie möglich gestalten und so unsere Widerstandsfähigkeit erhöhen.

Das folgende biologische Phänomen wird als Hormesis bezeichnet: Wenn wir uns geringfügig bis mittelstark der Einwirkung eines Stressfaktors aussetzen, führt dies dazu, dass wir eine größere Anpassungsfähigkeit und Resilienz gegenüber diesem Stressfaktor entwickeln. Training ist ein hormetischer Stressfaktor, der solche positiven gesundheitlichen Anpassungsreaktionen in hohem Maß bewirken kann. Der Prozess der aktiven Erholung ist der Schlüssel zur Verbesserung der Widerstandsfähigkeit und trägt dazu bei, in der Entwicklung dieser Anpassungsfähigkeit effizienter zu werden.

Zur aktiven Erholung nach dem Training gehört es dazu, sich kurz hinzusetzen oder hinzulegen, seine Aufmerksamkeit wieder auf den Atem zu richten und die Atemfrequenz langsam zu senken, während man sich auf ein längeres Ausatmen und auf die Zwerchfellatmung konzentriert. Fünf bis zehn Minuten aktiver Erholung nach Ihren Trainingseinheiten sind eine sehr wirksame Methode, um den Vagusnerv anzuregen und Ihrem Körper zu helfen, die notwendige Widerstandsfähigkeit aufzubauen, damit er sich auch von zukünftigen Stressfaktoren nicht unterkriegen lässt.

KAPITEL 15

NICHTINVASIVE ELEKTRISCHE STIMULATION DES VAGUSNERVS

Wenn ich mich für eine einzige Therapie entscheiden müsste, von der ich besonders begeistert bin und die im Laufe der letzten Jahre für meine Klientinnen und Klienten von größtem Nutzen war, dann wäre das ohne Zweifel die nichtinvasive elektrische Stimulation des Vagusnervs.

Ich habe diese Technologie erstmals in meiner Praxis angewendet, als ich Schwierigkeiten hatte, meine Patientinnen und Patienten bei selbständigen Übungen und Nährstoffergänzungen zu unterstützen. Das Problem war, dass diese Patientinnen und Patienten es nicht schafften, von einem sympathischen zu einem parasympathischen Zustand zu wechseln und in dieser Situation feststeckten. Ich fand die Technologie von Anfang an interessant, aber als ich das von *Electrocore Inc.* entwickelte *gammaCore cervical*-Gerät zur Stimulation des Vagusnervs ausprobierte, war ich geradezu begeistert von dem Gedanken, meine Patientinnen und Patienten mit dieser

Therapie zu unterstützen ... und sie hat mich in keiner Weise enttäuscht!

Die ersten Versuche mit der elektrischen Stimulation des Vagusnervs (VNS) zur Behandlung von epileptischen Anfällen gehen auf die 1960er Jahre zurück und trotz anfänglicher widersprüchlicher Ergebnisse wurde 1988 in einer Studie der *University of Alabama* eine erfolgreiche Methode zur Durchführung der VNS gefunden, um die Häufigkeit der epileptischen Anfälle bei Patienten zu verringern. Die amerikanische Arzneimittelbehörde FDA hat 1997 zum ersten Mal implantierbare Geräte für Epilepsiepatienten zugelassen. Im Laufe der folgenden Jahrzehnte suchte die Forschung nach Wegen, diese Therapie mehr Menschen mit chronischen Gesundheitsproblemen zugänglich zu machen, indem sie nichtinvasiv und hochwirksam gestaltet wurde.

Der Umfang an Erkrankungen, für die die Stimulation des Vagusnervs getestet wurde und bei denen es zu sehr positiven Ergebnissen kam, ist ziemlich spektakulär – behandlungsresistente Depressionen, allgemeine Angstzustände, Migräne, Cluster-Kopfschmerzen, Trigeminus-Neuralgie, Gastroparese, entzündliche Darmerkrankungen, Reizdarmsyndrom, Schlaganfälle, Schädel-Hirn-Trauma, posttraumatische Belastungsstörungen, Parkinson und Alzheimer wurden bisher genannt. Es gibt einen Grund dafür, dass solch ein breites Spektrum an Erkrankungen erfolgreich mit dieser Technologie behandelt werden konnte – die Technologie ist kein Heilmittel für irgendeine bestimmte Erkrankung, sondern ein Instrument, das dabei helfen soll, eine Zustandsveränderung herbeizuführen.

Die Medizin konzentriert sich auf die Nachverfolgung von Symptomen und Anzeichen, auf Tests zur Überprüfung sowie auf eine Diagnosestellung gefolgt von einer einzigen Therapie zur Behandlung der speziellen diagnostizierten Erkrankung oder zum Umgang mit ihr. Diese Methodik ist absolut wirksam und die beste Möglichkeit, Patientinnen und Patienten mit einer akuten Krankheit zu unterstützen. In einer chronischen Situation ist sie jedoch unzureichend.

Nahezu alle chronischen Zivilisationskrankheiten haben den gemeinsamen Verlauf, unkontrollierte Entzündungen hervorzubringen. Die kumulative Wirkung von Stressfaktoren, die sich mit der Zeit verstärken, gepaart mit der verminderten Fähigkeit, die Entzündungsreaktion zu kontrollieren, führt schließlich zu einem systemischen Zusammenbruch und zur Diagnose einer chronischen Erkrankung. Die zugrundeliegenden Stressfaktoren drücken auf das Gaspedal, während die Bremsen sich im Laufe der Zeit abnutzen und die Geschwindigkeit des Autos aus unserem Beispiel nicht mehr verringern können.

Die VNS ist eine besondere Therapie, die die Fähigkeit steigern soll, Entzündungen über den Vagusnerv zu kontrollieren. Sie beeinflusst direkt das parasympathische Nervensystem und den cholinergen antiinflammatorischen Signalweg, mit dem Ergebnis einer verbesserten Entzündungskontrolle und der Aktivierung von Immunzellen. Um diese Reaktion zu erreichen, ist Elektrizität äußerst wirksam. Übungen für den Vagusnerv sind notwendig und von grundlegender Bedeutung – Atmen, Gurgeln, der Würgereflex, Kälteeinwirkung, soziale Verbundenheit und viele andere Übungen sind alle wichtig, jedoch allein oft nicht stark genug, um den erforderlichen Zustandswechsel herbeizuführen und dem Körper so eine wirksame Erholung zu ermöglichen.

Wenn ein Auto kaputt gegangen ist, muss ein Mechaniker einen Blick unter die Motorhaube werfen und die Ursache des Problems herausfinden. Das ist nur möglich, wenn das Auto sich nicht bewegt. Wenn das Gaspedal konstant betätigt wird, kann der Mechaniker zunächst hören, wie das Auto klingt und beobachten, wie es fährt, um festzustellen, was nicht in Ordnung sein könnte, aber das Problem kann wahrscheinlich nicht gelöst werden, während das Auto fährt. Dazu muss die Geschwindigkeit reduziert oder es eventuell angehalten werden. Die Bremsen müssen gut genug funktionieren, damit es auf die Hebebühne gebracht werden oder damit der Mechaniker die Motorhaube öffnen kann.

Bei vielen Menschen mit einer chronischen Krankheit ist es so, als würden ihre Bremsen einfach nicht funktionieren und sie können wirklich nicht so weit entschleunigen, dass es zu einer Instandsetzung oder Heilung kommen kann.

Heilung kann in einem sympathischen Zustand nicht stattfinden.

Der parasympathische Zustand ist für Ruhe, Verdauung und ERHOLUNG erforderlich. Die VNS ist eine bahnbrechende Therapie, die uns hilft zu bremsen und den Körper eine Zeit lang in einen parasympathischen Zustand zu bringen, damit er mit dem Heilungsprozess beginnen kann. Sobald meine Patientinnen und Patienten diese Therapie anwenden, stellen sie oft fest, dass die von uns eingeführten Ernährungs-, Nahrungsergänzungs- und Lebensstilstrategien viel effektiver werden und der Heilungsprozess tatsächlich stattfinden kann.

Ich werde mich immer für eine nichtinvasive Therapie entscheiden, wenn ich die Gelegenheit dazu habe. Hilfsmittel, die keinen operativen Eingriff erfordern, sind ideal, wenn sie ähnlich effektiv sind, und daher bin ich ein ausgesprochener Befürworter der Elektrostimulation des zervikalen Teils des Vagus im Hals. Die Therapien, die ich für meine Klientinnen und Klienten auswähle, sind leicht in ihr Leben zu integrieren und weisen bei minimaler Dosierung die höchste Wirksamkeit auf.

Der zervikale ist der am leichtesten zugängliche Teil des Vagus – tasten Sie einfach mit Zeige- und Mittelfinger den Puls am Hals und Sie befinden sich wenige Millimeter vom Vagusnerv entfernt. Er ist innerhalb der Karotisscheide gut geschützt, aber mithilfe von Elektrizität zugänglich. Es gibt in diesem Bereich einige wenige Muskeln, auf die Sie achten sollten: Das Platysma, das sehr dünn ist und über der ganzen Vorderfront des Halses liegt, der *Sternocleidomastoideus*, das dicke Muskelband seitlich der Karotisscheide an beiden Seiten des Halses, und der vordere und mittlere Treppenmuskel (*musculus scalenus*), die sich auch in direkter Nähe des *Sternocleidomastoideus* und der Karotisscheide befinden. Wenn Sie Schwierigkeiten haben Ihren Puls zu finden, lassen Sie sich von einem Therapeuten den gesuchten Bereich zeigen.

Es wurde in Studien mit funktioneller Magnetresonanztomographie nachgewiesen, dass diese Therapie den Kern des Solitärtrakts stimuliert und eine biphasische Reaktion im zentralen Nervensystem hervorruft, die das parasympathische Nervensystem stimuliert und gleichzeitig das sympathische Nervensystem bei einer zweiminütigen Stimulation innerhalb von 15 Minuten herunterreguliert.

Eine der aufregendsten Informationen, auf die ich in Bezug auf die VNS gestoßen bin, ist ihre Fähigkeit, das geistige Leistungsvermögen und die Lerngeschwindigkeit zu verbessern. Eine am *Defense Language Institute* im kalifornischen Monterey – der führenden Sprachenschule des amerikanischen Verteidigungsministeriums – durchgeführte Doppelblindstudie plus einer Placebo-kontrollierten Gruppe ergab, dass die VNS mit dem *gammaCore*-Gerät das Erlernen des arabischen Wortschatzes um 25 Prozent beschleunigte. Die Teilnehmerinnen und Teilnehmer an dieser Studie zeigten eine erhebliche Steigerung der Energie und der Konzentration im Verlauf ihrer Trainingssitzungen im Vergleich zu den Teilnehmenden an der Placebo-kontrollierten Sitzung.[14]

In einer anderen Studie hat die US-Luftwaffe festgestellt, dass die VNS mit dem *gammaCore*-Gerät es den Teilnehmerinnen und Teilnehmern ermöglichte, nach 34 Stunden Schlaflosigkeit (Schlafentzug bei Drohnenpiloten) im Erregungszustand und beim Multitasking eine deutlich bessere Leistung zu erbringen und sie deutlich weniger ermüdet waren als die Teilnehmenden der Placebo-kontrollierten Gruppe. Die VNS hat sich als wirksames Mittel gegen Müdigkeit erwiesen und unterstützt die Fähigkeit des Gehirns, auf einem höheren Niveau zu funktionieren.[15]

QUERSCHNITT DER VORDERSEITE DES HALSES
(auf Höhe des 6. Halswirbels)

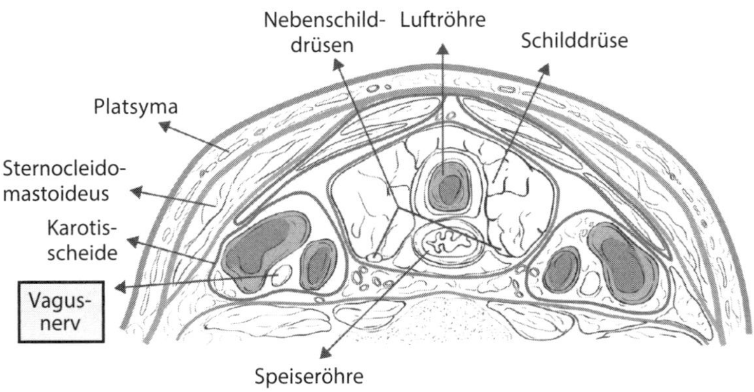

Auf dem Markt gibt es noch andere Therapien und Geräte, aber ich habe festgestellt, dass die VNS am einfachsten durchzuführen ist – in kurzen Zeitabschnitten morgens und abends mit einem kleinen Gerät, das bequem in eine Tasche passt.

Man kann es problemlos auf Reisen mitnehmen und mehrmals täglich anwenden; die Wirkung hält zwischen 12 und 48 Stunden an. Als Therapeut empfehle ich am liebsten Geräte, die meine Klientinnen und Klienten regelmäßig und zuverlässig entsprechend meinen Empfehlungen nutzen können.

Das Beste an dieser Therapie ist, dass sie nur minimale unerwünschte Nebenwirkungen hat. Ich höre oft, dass meine Patientinnen und Patienten weniger gestresst sind, mehr Energie haben, besser schlafen sowie in der Lage sind, eine positive Einstellung anzunehmen und dadurch mit Stressfaktoren positiver und direkter umgehen können. Ich kombiniere diese Therapie dann bei meiner Arbeit mit den Strategien für die Ernährung, die Lebensweise und den Umgang mit Stress in diesem Buch, um für meine Klientinnen und Klienten das bestmögliche Ergebnis zu erzielen und ihre Widerstandsfähigkeit gegenüber künftigen Herausforderungen zu verbessern.

KAPITEL 16

ERNÄHRUNGSSTRATEGIEN

Eine wesentliche und oft vernachlässigte Komponente der Optimierung der Funktion des Vagusnervs ist die Verbesserung der Ernährung. Es gibt Nahrungsmittel, die wir in unsere Speisepläne aufnehmen müssen, um die Grundstoffe für die ACh-Bildung bereitzustellen und solche, die wir weglassen müssen, da sie häufige Entzündungsauslöser sind und als biochemische Stressfaktoren wirken, die das Mikrobiom verändern und innerlich hormonellen und biochemischen Stress auslösen.

In der Öffentlichkeit gibt es zahlreiche Debatten über bestimmte Ernährungsweisen – Fleischkonsum im Vergleich zu Nahrungsmitteln tierischer Herkunft im Vergleich zu pflanzlichen, im Vergleich zu veganen, im Vergleich zu vegetarischen, im Vergleich zu steinzeitlichen, im Vergleich zu ketogenen, im Vergleich zu mediterranen im Vergleich zu Ernährungsweisen mit Fisch und Meeresfrüchten. Ich werde in dieser Debatte keine Position beziehen, da ich nicht glaube, dass es eine einzelne Ernährungsweise gibt, die sich bei jedem einzelnen Menschen positiv auswirkt. Gleichwohl kann man einige Gemeinsamkeiten zwischen den meisten dieser Ernährungsweisen erkennen, eine Tatsache, der aufgrund schlüssiger Forschungsergebnisse in den letzten Jahrzehnten fast alle zustimmen können. Ich selbst habe Varianten der meisten dieser Ernährungsweisen ausprobiert und glaube, dass jeder Mensch selbst entscheiden muss, was für ihn passend ist. Seien Sie aufmerksam, achtsam, und lernen Sie darauf zu hören, wenn Ihr Körper Ihnen zuflüstert, ob etwas nicht gut funktioniert oder ob es Ihnen eventuell bei bestimmten Nahrungsmitteln besser geht.

Folgende Anzeichen deuten darauf hin, dass Sie ein bestimmtes Nahrungsmittel nicht gut vertragen: Völlegefühl oder Verdauungsbeschwerden, Verstopfung, Durchfall, Verstopfung der Nase, Energiemangel und Trägheit, Schnupfen, Husten, Hautrötung, Ausschlag oder Reaktionen auf Histamin, Hautjucken oder Reizbarkeit und eine erhöhte Herzfrequenz. Diese Anzeichen können unmittelbar oder langsam im Laufe von ein paar Tagen nach dem Genuss eines speziellen Nahrungsmittels auftreten. Den meisten Menschen ist nicht bewusst, dass ein bestimmtes Nahrungsmittel diese Reaktionen auslösen kann, daher ist es sehr hilfreich, drei bis 14 Tage lang ein Tagebuch über die Ernährung und eventuell auftretende Symptome zu führen, mit dessen Hilfe Sie feststellen können, ob es einen möglichen ernährungsbedingten Auslöser gibt.

Nahrungsmittel, die häufig Reaktionen auslösen und die man vermeiden sollte

Zuerst sollten wir von den Nahrungsmitteln sprechen, die wir meiden oder aus dem Speiseplan entfernen müssen, da sie häufige Auslöser von Entzündungen und biochemischem Stress sind. Der rote Faden in diesem Abschnitt sind stark verarbeitete Nahrungsmittel. Im Allgemeinen gilt: Je stärker ein Nahrungsmittel verarbeitet ist, desto mehr Kalorien hat es und desto geringer ist sein Nährstoffgehalt. Dazu kommt, dass viele dieser Nahrungsmittel hoch verarbeitete und entzündungsfördernde Keimöle enthalten.

Ich empfehle dringend, dass Sie sich angewöhnen, bei Ihrem Einkauf im Lebensmittelladen die Zutatenliste zu lesen, bevor Sie Ihre Wahl treffen. Abgepackte Nahrungsmittel mit mehr als fünf Zutaten sollten nur wenig verwendet werden, da sie in der Hauptsache viele Kalorien und eine geringe Nährstoffdichte haben. Zu den Zutaten, auf die jeder achten und aufgrund ihrer entzündungsfördernden Beschaffenheit meiden sollte, gehören: Pflanzenöl, Rapsöl, Sojaöl, Distelöl, Palmöl, Palmkernöl, Margarine, Maissirup mit hohem Fruktosegehalt, Zuckerzusätze, künstliche chemische Stoffe oder Zusätze und Natriumglutamat.

Bei manchen Menschen können gesundheitliche Probleme auch durch bestimmte Nahrungsmittel ausgelöst werden, unter anderem durch glutenhaltige Getreide, insbesondere Weizen, Gerste, Roggen und Dinkel. Andere vertragen keine Milch und Milchprodukte wegen der Laktose oder des Proteins Kasein. Für diese Menschen wäre es am besten, diese Reaktionen auslösenden Nahrungsmittel und auch die stark verarbeiteten Ersatzprodukte wegzulassen, die tendenziell übermäßig viele Zutaten enthalten, um ihren schlechten Geschmack zu kaschieren.

Verarbeitete Fleischprodukte sind ein weiterer Bereich, bei dem wir aufgrund der enthaltenen Nitrate, Nitrite oder derjenigen Zusatzstoffe, die im Prozess der Haltbarmachung zugefügt werden, vorsichtig sein müssen. Es hat sich gezeigt, dass sie einige Formen von Krebs verursachen und daher müssen sie minimiert oder ganz aus unseren Speiseplänen gestrichen werden. Tiere aus konventioneller Aufzucht werden tendenziell stark getreidehaltig ernährt, was zu einer hohen Menge an Omega-6-Fettsäuren in ihrem Fleisch führt, die dann bei Menschen entzündungsfördernd wirken.

Häufig übersehene Ursachen für Probleme sind bei manchen (aber nicht bei allen) Menschen auch Schutzstoffe, die in Pflanzen natürlich enthalten sind, insbesondere Tannine, Saponine, Isothiocyanate, Lektine und Oxalate. Sie kommen besonders häufig in Blattgemüse vor und befinden sich in den Pflanzenteilen, die von den Pflanzen vor Fressfeinden geschützt werden sollen. Wir sollten uns hauptsächlich auf die Früchte konzentrieren, denn sie sind der Teil der Pflanze, den sie uns wirklich als Nahrung zur Verfügung stellen will. Entgegen der allgemeinen Meinung können Grünkohl, Spinat und Tomaten manchen Menschen schaden und es sollte festgestellt werden, ob sie eventuell tatsächlich mehr Schaden anrichten als sie nutzen – das ist jedoch ein sehr individuelles Problem, das Sie mit einem Profi genau untersuchen sollten, um ein mögliches Risiko zu bestimmen.

Nahrungsmittel, die in den Speiseplan gehören

Die einfache Antwort auf die Frage „Was soll ich essen?“ lautet Vollwertkost. Das mag für manch einen banal klingen, doch in der Sache stimmt das absolut und dafür gibt es eindeutige Beweise. Es besteht allgemeines Einvernehmen darüber, dass die mediterrane Ernährung die gesündeste Ernährungsweise ist, weshalb sie für die meisten von uns, die ihre Gesundheit in irgendeiner Form verbessern wollen, ein großartiger Ausgangspunkt ist. Von hier aus sollten wir sie weiterentwickeln und individuell so anpassen, dass sie für uns persönlich am besten funktioniert.

Zu den hochwertigsten Proteinlieferanten gehören Fleisch von Weiderindern und solchen, die mit Heu gefüttert wurden, Hühner- oder Putenfleisch aus biologischer Aufzucht, Fisch aus Wildfang mit geringem Quecksilbergehalt und Fleisch von Jagdwild – also im Wesentlichen von Tieren, die ohne Hormone, Zusatzstoffe oder chemische Substanzen aufgewachsen sind und die auf natürliche und artgerechte Weise ernährt wurden. Sie bieten die beste Möglichkeit der Proteinzufuhr.

Die ergiebigsten Cholinquellen sind Bio-Eier, insbesondere mit flüssigem Eigelb, und Innereien. Für alle, die keine tierischen Produkte essen möchten, sind Sojabohnen, Kartoffeln und Quinoa Ersatzprodukte, die etwas Cholin enthalten, aber es ist deutlich schlechter resorbierbar und bioverfügbar (der Begriff bezieht sich auf die effektive Aufnahmegeschwindigkeit eines Nährstoffs).

Bei der pflanzlichen Ernährung sollte man sich am besten auf biologisches Obst und Gemüse konzentrieren, und die persönliche Auswahl auf das beschränken, was der Körper effektiv verarbeiten kann. Einige Gemüsesorten sind wirksamer, wenn sie roh gegessen werden, andere sollten idealerweise gekocht werden. Der Vorteil von Gemüse liegt in seinem Ballaststoffgehalt. Ich selbst ziehe gekochtes Gemüse vor, doch das müssen Sie selbst ausprobieren, um die für Sie beste Entscheidung zu treffen.

Obst wurde zu Unrecht verteufelt und sollte in den meisten Ernährungsplänen enthalten sein. Fruktose ist in letzter Zeit ein wenig in Verruf geraten, doch in Wirklichkeit überwiegen die Vorteile des geringeren Kohlenhydratgehalts von Obst sowie der enthaltenen Antioxidantien und Bioflavonoide bei weitem die Nachteile, die sich aus dem geringen Gehalt an natürlich vorkommendem Zucker in Obst ergeben können. Passen Sie Ihre Auswahl hier individuell an, aber seien Sie sich bewusst, dass Obst tatsächlich sehr gesund und gut für Sie ist. Versuchen Sie, lokale und saisonale Produkte auszuwählen, um sicherzugehen, dass der Nährstoffgehalt zu den geographischen Bedingungen Ihrer Gegend passt.

Zu beachtende Nahrungsergänzungen

Ich bin ein Verfechter die Ansicht, dass wir unsere Nährstoffe zuerst aus der Nahrung beziehen sollten. Wenn Ihre Ernährung vollständig und vollwertig ist, gibt es nur minimale Lücken in Ihrer Nährstoffzufuhr. Gleichwohl ist es aktuell so, dass die meisten Menschen sich nicht bestmöglich ernähren und Nahrungsergänzungsmittel können einige der Lücken füllen, die möglicherweise vorhanden sind. Nahrungsergänzungsmittel sind (wie ihr Name sagt) Ergänzungen und sollten nicht als primäre Quelle für einen Nährstoff dienen, es sei denn, dafür gäbe es einen medizinischen Grund.

Hier sind meine fünf Top-Nahrungsergänzungsmittel für die Gesundheit des Vagusnervs:

1. Eine Vitamin B-Quelle: B-Vitamine sind für die Funktion der Mitochondrien absolut notwendig und sollten supplementiert werden, wenn Ihre Ernährung nicht optimal ist. B-Vitamine können aus Innereien gewonnen werden sowie pflanzlichen Ursprungs sein und sie gehören tatsächlich zu den am häufigsten übersehenen und dabei notwendigsten Optionen zur Verbesserung der mitochondrialen Gesundheit und des Energieniveaus im Körper. B-Vitamine sind an vielen Schritten bei der Bildung von Acetyl-CoA beteiligt, das, wie wir wissen, seinerseits notwendig für die Bildung von Acetylcholin ist.

NMN (Nicotinamid-Mononukleotid) und NR (Nicotinamid-Ribosid) sind auch großartige Ergänzungsmittel zur Unterstützung der Mitochondriengesundheit und gelten aufgrund ihrer Fähigkeit, den NAD+-Spiegel zu erhöhen, nachweislich als Biomarker für bessere Energie und Langlebigkeit.

2. Eine Cholin-Quelle: Wie im Abschnitt über biochemischen Stress in diesem Buch besprochen, enthalten 90 Prozent unserer Ernährung nicht genügend Cholin. Die meisten von uns werden nicht ausreichend damit versorgt, doch der Vagus braucht Cholin, um mithilfe von ACh Signale übertragen zu können.

Die Supplementierung mit Cholin kann verwirrend sein, da es vier Hauptformen gibt, in denen man es einnehmen kann – Cholinbitartrat und Cholinchlorid, die Salzformen, sind besonders üblich, gehören aber nicht zu meinen Favoriten. Meine bevorzugten Cholin-Quellen für die Nahrungsergänzung sind Alpha-GPC (L-α-Glycerylphosphorylcholin) und Phosphatidylcholin, da sie eine höhere Bioverfügbarkeit aufweisen und die TMAO-Erhöhung verringern (was wir im Kapitel zu Nährstoffversorgung und biochemischem Stress besprochen haben). Sonnenblumenlecithin ist eine großartige kostengünstige pflanzliche Phosphatidylcholin-Quelle.

3. Entzündungshemmende Ergänzungsmittel: Omega-3-Fettsäuren und Kurkuma sind meine bevorzugten Ergänzungsmittel zur Senkung von Entzündungen im Körper. Zudem sind Omega-3-Quellen wie Fischöl hervorragend dazu geeignet, das Verhältnis zwischen Omega-3 und Omega-6 in ein vorteilhaftes Gleichgewicht zu bringen. Kurkuma ist eine bekannte Pflanze, die Curcumin enthält, das seit vielen Generationen im Ayurveda und in der traditionellen Chinesischen Medizin zur Senkung von Entzündungen eingesetzt wird.

4. Aminosäuren: Da Protein oft der Makronährstoff ist, der in unserer Ernährung fehlt, werden wir nicht in ausreichender Menge mit Aminosäuren versorgt. Es mag daran liegen, dass unsere Nahrungsmittelauswahl zu wenig Proteine enthält oder dass unser Verdauungssystem nicht optimal in der Lage ist, die Aminosäuren aus dem Darm aufzunehmen; einer der häufigsten Befunde bei funktionellen Labortests ist jedenfalls ein Mangel an diesen wichtigen Bausteinen.

Wenn Sie mit solchen Labortests den Spiegel organischer Säuren im Urin testen lassen, wie es bei vielen Ärzte möglich ist, kann spezifiziert werden, welche bestimmten Aminosäuren – ob Glycin, Glutamin oder N-Acetylcystein – ergänzt werden müssten. Wenn Sie einen solchen Test nicht machen lassen, kann auch die Einnahme eines Vollspektrum-Aminosäurenpulvers hilfreich sein. Hierbei besteht ein Unterschied zum Proteinpulver, denn Aminosäure-Ergänzungen sind in Komponenten aufgespalten, wie einzelne Legosteine, und können einzeln oder in Kombination miteinander eingenommen werden. Auf diese Weise sind sie viel leichter zu resorbieren.

5. Elektrolyte: Die Ergänzung von Elektrolyten hat mehr mit einer schlechten Flüssigkeitsversorgung zu tun als alles andere. Uns wurde gesagt, dass wir täglich acht Gläser Wasser trinken sollen, aber das reicht nicht aus, um den täglichen Wasserverlust auszugleichen. Wir verlieren Wasser durch die Atmung, den Schweiß, über den Urin und den Stuhl und es wird dem Körper auch oft mit dem Fluss der Mineralsalze oder Elektrolyte entzogen.

Die Wiederherstellung des Elektrolytspiegels im Körper ist zwingend notwendig für eine optimale Zellfunktion. Das heißt, dass wir unserem Körper die notwendigen Mineralstoffe durch Flüssigkeitsaufnahme wieder zuführen sollten. Natrium, Kalium, Magnesium, Chlorid und Kalzium sind die hauptsächlichen Elektrolyte, die ergänzt werden müssen, insbesondere, wenn man schnell schwitzt oder auch während des Trainings oder danach.

In meiner Praxis habe ich festgestellt, dass Ergänzungsmittel sehr nützlich sind, um Lücken im Nährstoffstatus zu füllen und dass pflanzliche Arzneimittel ebenso wirksam sein können wie manche Medikamente. Ich bin jedoch sehr vorsichtig, wenn es darum geht, Empfehlungen zu geben, da objektive Tests oft die beste Möglichkeit sind, die spezifischen Mängel bei jedem Einzelnen zu bestimmen. Es gibt kein einzelnes Ergänzungsmittel, das pauschal alle Probleme löst. Wenn wir unseren Körper in einen parasympathischen Zustand versetzen, ermöglichen wir es ihm im Endeffekt, Nährstoffe adäquat aufzunehmen und idealerweise sollten wir darauf achten, den Großteil unseres Nährstoffbedarfs aus Nahrungsquellen zu beziehen und nur die individuellen Lücken durch Ergänzungsmittel zu füllen.

Fallstudie: Sandra

Sandra war im Dezember 2021 mit einer ernsten COVID-Erkrankung auf der Intensivstation. Es sah nicht sehr gut für sie aus. Sie hatte schwere Atemprobleme, starke Ermüdungserscheinungen und ein vernebeltes Gehirn. Zum Glück konnten die akuten Behandlungen ihres Ärzteteams sie wieder auf die Beine bringen, und sie verließ das Krankenhaus mit einem neuen Gefühl der Orientierung und dem Wunsch, wieder vollkommen gesund zu werden. Sie begann verschiedene Ernährungsweisen und Maßnahmen auszuprobieren – mit ziemlich verheerenden Ergebnissen.

Ihre Geschichte war von emotionalen und psychologischen Stressfaktoren überschattet – eine schwierige Kindheit aufgrund der schlechten Beziehung zu ihrer Mutter lag ihrem Trauma zugrunde; zur entscheidenden Herausforderung kam es jedoch, als sie acht Jahre zuvor ihren Sohn im Teenageralter durch einen tragischen Autounfall verlor, an dem sie sich die Schuld gab, obwohl sie überhaupt nicht daran beteiligt war.

Die Abwärtsspirale, in die sie geriet, beeinträchtigte ihre Gesundheit so sehr, dass sie im Laufe der Jahre erheblich an Gewicht zunahm und sich so sehr schämte, dass es ihr sogar unangenehm war, die Kamera einzuschalten, um an einer Zoom-Sitzung mit mir teilzunehmen.

Bei ihr war ein Typ-2-Diabetes diagnostiziert worden, da ihr Hämoglobin-A1c-Wert (HbA1c-Wert) während ihres Krankenhausaufenthalts aufgrund von COVID auf 8,1 mmol/l gestiegen war und auf 9,3 mmol/l anstieg, als sie versuchte, sich wegen ihrer Gewichtsprobleme vegan zu ernähren. Ihr Nüchternblutzucker lag konstant bei 154 mg/dl, als sie mit uns zu arbeiten begann (ideal ist ein Wert zwischen 80 und 100). Auch eine Depression aufgrund ihres emotionalen Stresses war ziemlich offensichtlich. Sie hielt hartnäckig an ihrem Wunsch fest, keine Medikamente gegen ihren HbA1c-Wert zu nehmen, bis sie alle natürlichen Arzneimittel und Optionen ausgeschöpft hatte, die wir ihr bei *Health Upgraded* anbieten konnten.

Sandra begann ihr Programm bei uns mit einigen funktionellen Labortests, durch die wir ihre Nährstoffmängel und Ungleichgewichte in ihrem Mikrobiom feststellen konnten. Wir halfen ihr, ihre Ernährung zu verbessern, indem sie sich auf die Zufuhr von qualitativ hochwertigen Proteinen, ein paar Gemüsesorten und einigen milden Obstsorten konzentrierte. Bei der Untersuchung ihres Mikrobioms fanden wir einen signifikant niedrigen Spiegel von *Akkermansia muciniphila*-Bakterien, der mit ihrem Zustand in Zusammenhang stand und behandelten ihn direkt mit einer gezielten probiotischen Therapie. Schließlich fügte Sandra auch noch die tägliche Stimulation des Vagusnervs mit dem *gammaCore*-Gerät hinzu.

Nach ein paar Monaten waren wir von ihren Fortschritten begeistert – ihre Stimmung hatte sich gebessert, sie hatte mehr Energie, der HbA1c-Wert war im Test auf 7,1 mmol/l (von 9,3) gesunken und ihr Nüchternblutzucker schwankte zwischen 95 und 116 mg/dl. Sie bemerkte, dass ihr Blutzuckerspiegel wirklich steigt, wenn sie gestresst ist und sie war mit der VNS-Therapie sehr glücklich.

Im vergangenen Jahr stellte sie am Todestag ihres Sohnes fest, dass etwas anders war. Ihr emotionaler Schmerz war noch da und immer noch ziemlich heftig, aber sie bemerkte, dass sie kein Herzstolpern hatte, ein Problem, das in den vergangenen acht Jahren für ein paar Wochen um dieses Datum herum aufgetreten war. Dieses Jahr war es nicht so. Sie schickte mir eine Nachricht: „Die Emotionen und Gefühle sind immer noch da, mein Körper ist nur anders damit umgegangen. Ich habe das Gefühl, dass ich mich endlich auf dem Weg der Heilung befinde. Das musste ich Ihnen einfach mitteilen. Vielen, vielen Dank!!!“

KAPITEL 17

DIE THERAPIE DES HÖRENS UND ZUHÖRENS

In diesem Kapitel besprechen wir zwei wichtige Quellen für die Therapie des Vagusnervs mithilfe von Klang. Die erste ist die Vokalisierung durch den Gebrauch unserer eigenen Stimmbänder und die zweite ist die Hör- oder Zuhörtherapie unter Beteiligung unseres Gehörsinns.

Vokalisierung – Summen, Mantra-Singen, Singen, Gurgeln

Wie wir wissen, werden die Kehlkopfmuskeln direkt von den oberen und den unteren Kehlkopfästen des Vagusnervs innerviert. Zusammen mit dem pharyngealen Ast des Vagus sind diese seine einzigen efferenten motorischen Nervenbahnen. So kann die Aktivierung der Muskeln um die Stimmbänder herum sehr effektiv genutzt werden, um die elektrische Aktivität entlang des Vagusnervs zu stimulieren. Praktischerweise wird beim Vokalisieren die parasympathische Aktivität angestoßen, da wir ausatmen müssen, damit die Kehlkopfmuskulatur der Stimmbänder aktiviert werden kann.

Mein vorheriges Buch enthält viele Übungen zur Vokalisierung, die ich meinen Klientinnen und Klienten empfehle, weil sie sehr gut dafür geeignet sind, die Funktion des Vagus zu unterstützen und zu verbessern. Hier werde ich einige der wirksamsten und am einfachsten umzusetzenden Vokalisierungsübungen vorstellen.

Summen ist eine relativ unkomplizierte Aktivität, die Sie in Ihren Alltag eingliedern können und die sich auch gut für Kinder eignet. Ich habe zwei kleine Töchter, die ziemlich lebhaft sind, insbesondere zwischen dem Ende des Schulunterrichts und dem Abendessen zu Hause. Sobald es an der Zeit ist, sich an den Tisch zu setzen, gehen wir in den „Verdauungs"-Modus. Manchmal machen wir ein paar langsame Bauchatmungsübungen und manchmal summen wir, solange wir können. Wir tun so, als würden wir summen wie die Bienen, während wir uns auf das Essen vorbereiten.

Chanten oder rituelle Gesänge gibt es seit Tausenden von Jahren – vom „Om" während der Meditation in der Tradition der Hindus bis zu den gregorianischen Gesängen in der christlichen Tradition und den wiederholten, langsamen, monotonen Gesängen bei fast allen religiösen Bräuchen. Diese rituellen Gesänge wurden hier sowohl wegen der melodiösen und spirituellen Bedeutung als auch deshalb aufgenommen, weil sie auf die meisten Menschen eine beruhigende und meditative Wirkung haben.

Singen kann sich sehr ähnlich auf den Körper auswirken und es ermöglicht Ihnen, Stress loszulassen, indem Sie sich durch tiefgehende emotionale Herausforderungen hindurcharbeiten; zudem reguliert und unterstützt es auf physischer Ebene ein wirksames Atemmuster. Singen Sie auf jeden Fall unter der Dusche oder wenn Sie mit dem Auto im Stau stecken oder genau jetzt, während Sie dieses Buch lesen! Musik hat eine sehr ausgeprägte Wirkung auf unseren autonomen Zustand, und indem wir sie aktiv ausüben, kommen auch noch die Komponenten der Atmung und der Vokalisierung ergänzend hinzu.

Gurgeln ist ein einzigartiges Instrument bei Verdauungsproblemen. Bei regelmäßiger Anwendung ist das Gurgeln sehr effektiv, um die Kehlkopf- und Rachenmuskeln gleichzeitig zu aktivieren, weil wir zusätzlich auch noch auf das Wasser in unserem Mund achten müssen. Ich empfehle meinen Klientinnen und Klienten, ein Glas am Waschbecken im Bad zu platzieren und diese einminütige Übung in ihre Morgenroutine zu integrieren, wenn sie die Zähne putzen.

Füllen Sie Wasser in das Glas (Sie können auch zusätzlich ein bisschen Salz dazugeben, da es den Schleim im Rachen löst) und nehmen Sie einen Schluck. Behalten Sie das Wasser im Rachen, schauen Sie nach oben und gurgeln Sie mit offenem Mund. Gurgeln Sie bei jedem Schluck Wasser mindestens zehn Sekunden. Gurgeln Sie relativ intensiv, um die Rachen- und Kehlkopfmuskeln vollständig zu stimulieren. Ihr Ziel sollte sein, so heftig zu gurgeln, dass Ihnen die Tränen kommen. Das ist ein Zeichen, dass die elektrische Aktivität im Hirnstamm stark genug ist, um alle vier Hirnstammkerne zu aktivieren, die an der Funktion des Vagusnervs beteiligt sind.

Der physische Akt der Vokalisierung ist äußerst effektiv, vor allem dann, wenn er mit kontrollierten langsameren Atemzügen kombiniert wird. Ich empfehle, eine oder zwei dieser Vokalisierungsübungen in Ihre tägliche Routine aufzunehmen, um mit diesen leicht durchführbaren Maßnahmen in einen parasympathischen Zustand zu wechseln und Ihren Vagusnerv zu optimieren.

Die Wirkung von Musik

Musik hat eine tiefgreifende Wirkung auf uns alle – die harmonischen und melodischen Frequenzen, der Rhythmus, das Tempo, der Bass und die Höhen. Es gibt eine Szene in dem Film *We Are Your Friends* mit den Schauspielern Zac Efron und Emily Ratajkowski, in der Zac Efron in seiner Rolle als DJ die Aufgabe hat, die Teilnehmerinnen und Teilnehmer bei einer Poolparty zum Tanzen zu animieren. Er erklärt, dass die Basslinie und das Tempo der Musik die Körperbewegung lenken. Es ist eine kurze Szene, die man auf *YouTube* finden kann, und die die Wirkung der Musik auf unsere Körperfunktionen veranschaulicht.

Menschen sind musikalische Wesen. Wir waren schon immer mit Musik verbunden und mit ihrer Hilfe drücken wir unsere Emotionen sogar intensiver aus als wir das mit Worten könnten. Immer wieder taucht ein außergewöhnliches Talent im musikalischen Bereich auf, das eine tiefgreifende Wirkung auf die Steuerung der Frequenz unseres Seins hat, nur durch die Musik. Jeder von uns fühlt sich auf verschiedenen Ebenen mit unterschiedlichen Künstlern verbunden.

Den Großteil dieses Buches habe ich bei Instrumentalmusik mit einer langsamen, schweren Basslinie geschrieben. Das ist eine Frequenz und ein Rhythmus, die mich in einen produktiven und kreativen geistigen Zustand versetzen und meine erste Wahl, wenn ich glaube, dass ich Musik brauche, um denken zu können oder ruhiger zu werden. Manche würden sagen, dass ich mich in dieser Art von Musik verlieren kann und in einen Flow-Zustand gerate.

Die musikalische Präferenz ist etwas sehr Individuelles (auf den Autofahrten zur und von der Schule oder wenn ich sie zu ihren Freunden fahre, bekomme ich ständig mit, was meine

Töchter am liebsten hören). Ich möchte Sie dazu ermuntern auszuprobieren, welche Gefühle verschiedene Formen und Rhythmen von Musik bei Ihnen erzeugen und herauszufinden, was Ihnen am besten dabei hilft zur Ruhe zu kommen und gezielter in den parasympathischen Zustand zu gelangen. Musik beeinflusst die Frequenz, die Tiefe und Qualität unserer Atmung, wodurch die autonome Funktion in eine sympathische oder eine parasympathische Richtung gesteuert wird.

Klänge der Natur

Die Klänge der Natur wirken nachweislich beruhigend und entspannend auf den Geist und den Körper. Es wurde gezeigt, dass sowohl die akustischen Reize als auch der Aufenthalt in der Natur durch die positiven Gefühle von Sicherheit, Ruhe und Verbundenheit die Herzratenvariabilität steigern. Wir können besser unseren negativen Gedanken entkommen und unsere Wahrnehmung zerstreuen, wenn wir draußen in der Natur sind und bewusst dem Zwitschern der Vögel, dem Rauschen der Wellen oder dem Rascheln des Laubes zuhören.

Vergessen Sie nicht, dass der Aufenthalt im Freien nachweislich viele gesundheitliche Vorzüge hat, von denen die Klänge der Natur nur ein kleiner Teil sind. Wir werden auch noch den Effekt besprechen, den Licht auf unseren zirkadianen Rhythmus hat und, wie wir wissen, ist Schlaf von größter Bedeutung für die Aktivierung der Vagusnervfunktion.

Wenn wir unsere bevorzugten Klänge aus der Natur in verschiedene Ruhe- und Kreativitätsübungen integrieren, kann das zur Aktivierung des Parasympathikus und zu unserem Gesamtwohlbefinden beitragen.

Die musikgestützte Therapie – das „Safe- and-Sound-Protocol"

Das Gefühl von Sicherheit ist laut der von Dr. Stephen Porges begründeten Polyvagal-Theorie der wichtigste Baustein bei der Entstehung unseres autonomen Zustands während unserer Entwicklung. Ein erstaunliches von Dr. Porges entwickeltes Tool ist eine Form der Hör-Therapie, das „Safe and Sound Protocol" (SSP; von den englischen Begriffen für „sicher und gesund"; Anm. d. Verlags).

Laut der Polyvagal-Theorie sucht unser autonomes Nervensystem ständig nach Hinweisen auf Sicherheit in unserer Umgebung und bei den Menschen um uns herum, sei es durch deren Körpersprache, Gesichtsausdruck oder Stimmlage. Negative Erfahrungen aus der Vergangenheit können dazu führen, dass wir Schwierigkeiten haben, diese Hinweise richtig zu deuten und sind die Ursache dafür, dass wir uns öfter bedroht fühlen, als es wirklich sein müsste.

SSP nutzt eine speziell gefilterte Musik, um Ihrem Nervensystem Hinweise auf Sicherheit zu senden, die Ihren Zustand verändern und es Ihnen ermöglichen, leichter in den parasympathischen Zustand der Sicherheit zu gelangen. Das ermöglicht uns auch, sozialer zu werden, und positive soziale Interaktion ist, wie in meinem vorherigen Buch besprochen, eine großartige Möglichkeit, die Funktion des Vagusnervs zu unterstützen.

Während Sie diese speziell gefilterte Musik hören, wird Ihr Nervensystem neu eingestellt und unterstützt Ihre Fähigkeit, sich sicher zu fühlen und die Hinweise um Sie herum richtig zu deuten. Dieses Gefühl der Sicherheit trägt dazu bei, Widerstandsfähigkeit aufzubauen und Ihren Grundzustand in einen parasympathischen zu verlagern.

Zu dem Zeitpunkt, zu dem ich dieses Buch schreibe, wird SSP hauptsächlich in der Psychologie eingesetzt, um Klientinnen und Klienten zu unterstützen, die unter Angstzuständen, Depressionen und posttraumatischer Belastungsstörung (PTBS) leiden, und zahlreiche Fallstudien zeigen, dass sie bei Kindern mit Autismus und Entwicklungsstörungen erfolgreich angewendet werden kann (In Deutschland wird sie bisher jedoch nur von sehr wenigen Therapeuten angeboten; Anm. d. Ü.).

Der Einsatz von Klangtherapie ist eine spannende Entwicklung, wegen ihrer einfachen Anwendung und den erstaunlichen Fallstudien, die über sie veröffentlicht wurden. Ich habe begonnen, SSP in meine praktische Arbeit zu integrieren und sehe einige sehr erstaunliche Veränderungen bei meinen Patientinnen und Patienten; sie fühlen sich ruhiger und entspannter und können leichter einschlafen. Ich freue mich darauf, zusätzlich zu den derzeitigen Anwendungen, die sich auf Probleme der psychischen Gesundheit konzentrieren, mehr physiologische Effekte zu sehen.

KAPITEL 18

THERMOTHERAPIE

Die Temperaturregulierung in unseren Lebensräumen ist seit Jahrtausenden ein Ziel der Menschen, doch künstliche Hilfsmittel hierfür sind eine relativ neue Erfindung. Solche Formen der Temperaturregulierung, einschließlich Heiz- und Kühlgeräten in Innenräumen, sind vor allem durch den Einsatz von Elektronik sehr wirksam bei der Überwachung der aktuellen Temperatur und gewährleisten, dass unsere Wohnräume innerhalb eines bestimmten Bereichs bleiben. Das ist vom Gesichtspunkt des Komforts aus betrachtet sicher ein Pluspunkt, hatte jedoch einige weniger gute Auswirkungen in Bezug auf unsere Fähigkeit, Temperaturschwankungen zu erfahren und zu bewältigen.

Ein ständiger Aufenthalt in temperaturneutraler Umgebung, die wir heute als „Zimmertemperatur" bezeichnen, hat dazu geführt, dass wir gegenüber deutlichen Abweichungen weniger widerstandsfähig geworden sind. Ich bin der Überzeugung, dass die Aussage „Was du nicht nutzt, wirst du verlieren" insbesondere für die adaptive Physiologie und die Evolutionsbiologie gilt. Je weniger wir uns den Schwankungen aussetzen, desto weniger widerstandsfähig werden wir im Umgang damit, sodass bereits leichte Veränderungen zu negativen Stressfaktoren werden. Es kommt nicht mehr so oft vor, dass wir bei kühleren Temperaturen draußen sitzen oder in einer eher feuchten Umgebung spazieren gehen, und daher sind die Menschen allgemein weniger anpassungsfähig und weniger widerstandsfähig geworden, insbesondere in Nordamerika.

In vielen Teilen der Welt ist man überzeugt davon, dass das Immunsystem eines Kindes gestärkt wird, wenn es von klein auf kühleren Temperaturen ausgesetzt wird und in einer natürlichen Umgebung spielt und aktiv ist. In den nördlichen Ländern ist es gang und gäbe, dass ein Baby tagsüber bei Temperaturen von 15°C ein Nickerchen im Freien macht. Eltern geben an, dass Babys draußen länger geschlafen haben als bei Innentemperaturen, und subjektive Berichte ergaben, dass 66 Prozent der Eltern sagten, ihre Kinder seien nach dem Schlafen im Freien aktiver gewesen.

Die Tatsache, dass Dr. Susanna Søburg, eine dänische Forscherin, in einer solchen Umgebung aufgewachsen ist, bewog sie dazu, zu untersuchen, welche Auswirkungen es auf die Physiologie hat, wenn man sich bewusst einer kalten oder heißen Umgebung aussetzt. Sie ist eine Befürworterin der Anwendung dieser Therapien zur Aktivierung der Mechanismen der Gesundheitsregulierung. Die Forschungen ihres Labors haben uns die Augen über die Mechanismen geöffnet, durch die Temperaturveränderungen sich positiv auf unser Gesundheit auswirken können.

Dr. Søburgs Forschung hat ergeben, dass Kälte der stärkste Stressaktivator für braunes Fett ist, und dass jede Kälteeinwirkung, die Sie – unabhängig von der tatsächlichen Temperatur – als unangenehm empfinden, die Bildung von braunem Fett anregt. Braunes Fett hat seinen Namen daher, dass es unter dem Mikroskop im Vergleich mit dem häufigeren weißen Fett des Fettgewebes braun aussieht. Die Ursache dafür, dass es braun aussieht, sind die größeren Mengen an Mitochondrien und Eisen in diesen Zellen, was sie erheblich stoffwechselaktiver macht. Die Aufgabe von braunem Fett im Körper ist in erste Linie die Temperaturregulierung, da es den Stoffwechsel aktiv erhöht, um die Körpertemperatur zu steigern. Aufgrund seiner hohen Stoffwechselaktivität gilt: Je mehr braunes Fett jemand hat, desto gesünder ist tendenziell sein Stoffwechsel. Braunes Fett schützt vor Insulinresistenz und Fettleibigkeit.

Braunes Fett vermehrt sich hauptsächlich durch Kälteeinwirkung, da es dafür sorgt, dass die Körpertemperatur steigt. Sich freiwillig der Kälte auszusetzen, ist also sehr wirksam, um die Menge von braunem Fett zu erhöhen. Kalte Luft und kaltes Wasser unterscheiden sich in der Wirksamkeit. Kalte Luft wirkt nicht ganz so schnell wie kaltes Wasser, denn unsere Haare (selbst ganz kurze Haare, die man vielleicht nicht so genau sieht) bilden eine dünne Barriere um den Körper und schützen uns vor der kalten Luft. Wenn kaltes Wasser an die Haut gelangt, funktionieren die Haare als Barriere nicht mehr, und wir sind der Kälte voll und ganz ausgesetzt.

Wenn wir entweder ins kalte Wasser springen oder direkt mit kaltem Wasser übergossen werden, erfahren wir schnell eine physiologische Reaktion der sympathischen Aktivierung; es kommt zu einer Vasokonstriktion (Verengung der Blutgefäße) und einer Signalübertragung zur Aktivierung von braunem Fett. Das Beste, was wir dann tun können ist, uns auf unseren Atem zu konzentrieren. Das kalte Wasser fühlt sich im ersten Moment unangenehm an und wir müssen diese Gelegenheit dazu nutzen, uns damit wohlzufühlen, uns nicht wohlzufühlen. Ganz so wie wir unsere Fähigkeit verbessern müssen, im Ruhezustand langsam, durch die Nase und über das Zwerchfell einzuatmen, ist dies der nächste Schritt bei unserer Atemübung – so wie das Steigern der Gewichte beim Training.[16]

Parasympathisch zu atmen, während Sie sich willentlich der Kälte aussetzen, ist eine der besten Möglichkeiten, Ihren Vagusnerv zu optimieren, denn Sie steigern buchstäblich Ihre Fähigkeit, in einer unangenehmen Umgebung gut zu funktionieren.

Umgekehrt ist es für die kardiovaskuläre Gesundheit und zur Entgiftung äußerst förderlich, wenn Sie sich bewusst der Hitze aussetzen, etwa in der Sauna. Schwitzen gehört zu den besten Möglichkeiten, um Giftstoffe aus dem Körper auszuleiten, da Schweiß einer der drei Wege ist, über die Gifte entfernt werden (die anderen beiden sind Urin und Stuhl). Es löst zudem die Vasodilatation aus, eine Gefäßerweiterung, die dafür sorgt, dass unsere Blutgefäße widerstandsfähig werden. Das wirkt sich tiefgreifend auf die Steuerung des Blutdrucks aus und trägt insbesondere zur Senkung eines Bluthochdrucks bei.[17]

Wir möchten widerstandsfähige Blutgefäße haben, die bei Bedarf effektiv zwischen Vasokonstriktion und Vasodilatation wechseln können. Somit ist die Fähigkeit, zwischen Hitze und Kälte zu wechseln (Heiß-Kalt-Zyklus), eine großartige Möglichkeit, die autonome Widerstandsfähigkeit zu stärken und den Körper zu entgiften, gefolgt von einer Verbesserung der Stoffwechselaktivität.

Der Heiß-Kalt-Zyklus ist das Prinzip hinter vielen *Biohacking*-Therapien (mit denen Menschen versuchen, das Optimum aus Körper und Geist herauszuholen) sowie Thermalbädern wie sie im Norden betrieben werden. Ich hatte die Gelegenheit, ein paar solcher Orte aufzusuchen und den Heiß-Kalt-Zyklus auszuprobieren und muss sagen, dass mir das ganz enorm die Augen geöffnet hat und ein Wendepunkt für mich war. Die Effekte sind tiefgreifend und die regelmäßige Anwendung trägt wirklich zum Aufbau von Widerstandsfähigkeit und zu einer optimalen Gesundheit bei.

Die besten Ergebnisse für den Stoffwechsel erzielt man, wenn man dreimal pro Woche in die Sauna geht und insgesamt 11 Minuten Kälteexposition wöchentlich (auf drei oder vier Tage verteilt) sorgen für eine optimale Unterstützung der Gesundheit des Herz-Kreislauf-Systems und des Stoffwechsels und fördern gleichzeitig die autonome Regulierung und die Aktivität des Parasympathikus. Eine andere sehr interessante Studie zeigte eine Verbesserung des Stoffwechsels bei Anwendung eines dreiminütigen Eintauchens in kaltes Wasser und fünf einminütigen kalten Duschen pro Woche. Ein täglicher Sprung ins kalte Wasser ist also gar nicht notwendig, um in den Genuss der Vorteile der Kältetherapie zu kommen.[18] Bereits regelmäßiges kaltes Duschen kann sehr wirkungsvoll sein.

KAPITEL 19

SEHTHERAPIE

Wie viel Zeit verbringen Sie vor einem Bildschirm, sei es Ihr Handy, Ihr Computer, das Fernsehgerät oder das Tablet? Bei unserem heutigen Lebensstil neigen wir dazu, einen Großteil unserer Zeit vor dem Bildschirm zu verbringen, was durch einige erstaunliche Statistiken belegt wird.

Im Jahre 2023 verbrachten der durchschnittliche Amerikaner, die durchschnittliche Amerikanerin täglich sieben Stunden und vier Minuten vor einem Bildschirm. Davon entfielen auf Arbeitscomputer im Schnitt zwei Stunden und 51 Minuten und drei Stunden 46 Minuten auf Handys. Andere unterschiedliche Bildschirme ergänzten die Differenz. Wenn wir berücksichtigen, dass wir täglich acht Stunden schlafen, bedeutet dies, dass wir mehr als 44 Prozent unserer Tageszeit vor Bildschirmen verbringen. Bei der jüngeren Generation ist das sogar noch mehr; es wurde festgestellt, dass die Generation Z jeden Tag neun Stunden auf Bildschirme schaut.[19]

Das Problem dabei ist, dass wir die Aktivierung des Sympathikus unmittelbar erhöhen, wenn wir unser Sichtfeld einschränken (den Bereich, den wir mit den Augen scharfstellen), um auf einen Bildschirm zu schauen oder uns auf einen wichtigen Punkt zu konzentrieren. Dr. Andrew Huberman erklärt das Konzept, die Öffnung unseres Sichtfeldes zu erweitern, als eine Technik zur Aktivierung des parasympathischen Nervensystems und zur Förderung von Entspannung. Er hebt auch die Vorzüge des erweiterten Sehens hervor, welches es uns ermöglicht, ein breiteres Blickfeld zu überschauen, wodurch wir ein Gefühl von Sicherheit bekommen und Stress abbauen.

Dr. Huberman weist darauf hin, dass eine Erweiterung unseres Blickfelds dazu beitragen kann, das Nervensystem von einem Zustand der Wachsamkeit (der mit dem sympathischen Nervensystem verbunden ist) in einen Zustand der Entspannung zu bringen (der mit dem parasympathischen Nervensystem einhergeht). Indem Sie Ihre Aufmerksamkeit bewusst auf das periphere Sehen ausdehnen, können Sie Ihrem Gehirn signalisieren, dass Sie sich in einer sicheren Umgebung befinden, was Stress und Ängste reduziert. Auch hier wird das Konzept des Sicherheitsgefühls genutzt, um physiologische Veränderungen zu bewirken und uns von einem sympathischen in einen parasympathischen Zustand zu bringen.

Wenn Sie zwangsläufig Zeit am Bildschirm verbringen müssen, weil Sie am Computer arbeiten, ist die Einführung der 20-20-20-Regel ein großartiges Instrument, um die Verbesserung der Funktion Ihres Vagusnervs zu unterstützen. Nehmen Sie alle 20 Minuten die Augen vom Bildschirm, schauen Sie 20 Sekunden lang etwas an, das sich in 20 Fuß (etwa 6 m) Entfernung von Ihnen befindet.[20] Dies können Sie auch mit einer Bildschirmpause kombinieren, indem Sie aufstehen oder hinausgehen, doch die 20-20-20-Regel kann dazu beitragen, die Widerstandsfähigkeit zu erhöhen, Ihr Sicherheitsgefühl zu verbessern und Sie während des Tages in einen parasympathischen Zustand zu bringen.

Nutzen Sie die 20-20-20-Regel für die Bildschirmzeit, um Ihren Zustand zu verändern.

Das Schauen auf den Bildschirm bewirkt nicht einfach nur, dass Sie Ihren visuellen Fokus einschränken; das Licht, das Bildschirme erzeugen, könnte man auch als „Junk-Licht“ (Schrott-Licht, untaugliches Licht) bezeichnen.

Anfang des Jahres 2022 war Roudy Nassif, der Gründer von *VivaRays*, bei mir im Podcast. Er erklärte ein Schutzkonzept vor diesem schlechten künstlichen Licht, das aufgrund der Zeit, die wir vor Bildschirmen verbringen, ein Hauptauslöser von Stress ist. Im Freien sind wir dem gesamten Farbspektrum des Lichts ausgesetzt. Die Farbe des Lichts, das wir am Morgen bei Sonnenaufgang sehen, ist intensiv gelb, während das Licht in der Tagesmitte viel eher blau und grell ist. Bei Sonnenuntergang wechselt die Farbe zu orange und rot, was für uns wie eine „Aufforderung“ zum Schlafengehen ist.

Bildschirme verströmen blaues Licht, insbesondere bei einer Hintergrundbeleuchtung durch LEDs, was bei den meisten unserer heutigen Bildschirme der Fall ist. Probleme tauchen tendenziell dann auf, wenn wir morgens als Erstes auf den Bildschirm schauen und wenn wir abends im Bett liegen und einzuschlafen versuchen. Die Helligkeit und die Farbe dieses Lichts spielen eine wichtige Rolle für unsere optimale physiologische Anpassung.

Es gibt drei Strategien, mit deren Hilfe wir die Auswirkungen von schlechtem Licht durch Bildschirme täglich reduzieren können:

1. Schauen sie nicht auf Ihren Bildschirm, wenn Sie im Bett liegen und einzuschlafen versuchen. Versuchen Sie, Ihre Bildschirmzeit 60 bis 90 Minuten vor dem Zubettgehen zu beenden. Lesen Sie stattdessen ein „richtiges“ Buch oder unterhalten Sie sich mit Ihrer „besseren Hälfte“, anstatt Memes hin- und herzuschicken! Und wenn Sie es gar nicht

vermeiden können, halten Sie wenigstens die Helligkeit Ihres Bildschirms so niedrig wie möglich.

2. Gehen Sie nach draußen und lassen Sie innerhalb von 30 Minuten nach dem Aufwachen am Morgen Sonnenlicht in Ihre Augen (natürlich sollten Sie nicht direkt in die Sonne schauen!). Das stimuliert die Bildung von Serotonin im Gehirn und hilft Ihnen dabei, sich den ganzen Tag gut und wach zu fühlen.
3. Legen Sie im Laufe des Tages Pausen von Ihrer Bildschirmzeit ein, indem Sie für einen Spaziergang oder zum Mittagessen nach draußen gehen. Wenn wir Sonnenlicht in unsere Augen hineinlassen, wirkt sich das tiefgreifend auf unsere Physiologie und unseren vegetativen Zustand aus.

Ich empfehle auch das Tragen einer Sonnenbrille nur bei Bedarf, etwa beim Autofahren oder in einer sehr hellen Umgebung. Die Sonnenbrille schränkt den Eintritt von Photonen in Ihre Augen ein, die für die positiven Effekte physiologischer Veränderungen sorgen.

Wie besprochen müssen wir uns aus vielerlei Gründen Auszeiten von unseren Bildschirmen nehmen, denn das eingeschränkte Blickfeld und die ständige Exposition gegenüber ungesundem Licht führen dazu, dass wir in einem Sympathikus-Zustand verbleiben und es zu Funktionsstörungen in unserer Physiologie kommt.

KAPITEL 20

CHRONOBIOLOGIE – UMGANG MIT DEM ZIRKADIANEN RHYTHMUS

Im Zuge unserer Beschäftigung mit Licht wollen wir uns nun etwas eingehender damit befassen, wie Sie Ihren zirkadianen Rhythmus optimieren können.

Der zirkadiane Rhythmus ist die natürliche innere biologische Uhr, die den rhythmischen Ablauf von physiologischen und verhaltensbezogenen Prozessen in einem Zyklus von etwa 24 Stunden regelt. Er kontrolliert Schlaf-Wach-Muster, die Hormonausschüttung, die Körpertemperatur und andere Körperfunktionen. Der zirkadiane Rhythmus wird zudem von äußeren Reizen wie Licht und Dunkelheit beeinflusst und trägt dazu bei, die Aktivitäten des Körpers mit dem Tag-Nacht-Zyklus zu synchronisieren.

Zur Optimierung der Funktion dieser inneren Uhr tragen ein regelmäßiger Schlafrhythmus und Aufenthalte in natürlichem Licht bei, um den zirkadianen Rhythmus im Gleichgewicht zu halten. Licht hat eine Schlüsselfunktion bei der Regulierung des zirkadianen Rhythmus. Helleres Licht während des Tages ist ein unmittelbares Zeichen für den Körper wachzuwerden, während uns die Dunkelheit direkt zum Einschlafen auffordert.

Ganz besonders wichtig ist es hier zu verstehen, dass der natürliche zirkadiane Rhythmus daran beteiligt ist, dass unser Vagusnerv gut funktioniert. Der Vagus übt viele seiner Erholungsfunktionen aus, während wir schlafen. Die meisten von uns schlafen nicht annähernd genug, was bedeutet, dass die Aktivität des Vagus nicht ausreicht, um die Erholung während des Schlafens zu unterstützen, und das ist eine Begleiterscheinung, die unseren optimalen zirkadianen Rhythmus stört.

Mein Lieblingsbuch zum Thema Schlaf ist „Das große Buch vom Schlaf“ von Matthew Walker. Er hilft uns, die Abläufe im Inneren und die Notwendigkeit von Schlaf zu verstehen, und warum wir das nicht mehr als selbstverständlich betrachten können. Wir müssen unsere Schlafzeiten optimieren und dafür müssen wir Gewohnheiten entwickeln, die es uns ermöglichen, schnell einzuschlafen, die ganze Nacht durchzuschlafen und ausgeruht aufzuwachen, bereit, die Herausforderungen des nächsten Tages anzunehmen.

Die Nacht eignet sich hervorragend dafür, die Herzratenvariabilität zu bemessen, ebenso wie der ganz frühe Morgen, noch bevor wir irgendetwas anderes tun. Während des Schlafs ist die Aktivität des Vagusnervs ziemlich hoch. Sie unterstützt die Gewebsmakrophagen in allen unseren Organen und repariert eventuelle Schäden der vergangenen Tage. Wie ich in meinem vorherigen Buch bereits erklärt habe, ist Schlaf der „Fitnessraum“ für den Vagusnerv. Ohne qualitativ hochwertigen und zeitlich ausreichenden Schlaf ist die Funktion des Vagusnervs tagsüber und zu Zeiten, in denen Stressfaktoren zunehmen, stark eingeschränkt.

Ein paar wunderbare Verfahren, die sich bei einigen meiner Klientinnen und Klienten mit Schlafproblemen gut bewährt haben, sind das „Yoga Nidra“ und die NSDR (von engl. *Non Sleep Deep Rest*, im Deutschen etwa *Tiefe Entspannung ohne Schlaf*). Yoga Nidra, auch als „yogischer Schlaf“ bekannt, ist eine Technik der geführten Meditation, die zu einer tiefen Entspannung bei vollem Bewusstsein führt. Es ist ein systematisches Verfahren, das es uns ermöglicht, in einen Zustand tiefer Ruhe einzutreten, ähnlich dem Stadium zwischen Wachzustand und Schlaf.

Bei einer typischen Yoga Nidra-Sitzung liegt man in bequemer Position und folgt der Anleitung direkt vom Therapeuten oder vom Band. Dabei wird man durch verschiedene Phasen wie etwa Körperwahrnehmung, Wahrnehmung des Atems und Visualisierung geführt. Das Ziel ist, einen Zustand tiefer Entspannung zu erreichen, in dem sich Körper und Geist erholen und regenerieren können.

Yoga Nidra wird zum Stressabbau, zur Entspannung, für einen besseren Schlaf, gesteigerte Kreativität und persönliches Wachstum eingesetzt. Eine regelmäßige Anwendung kann dazu beitragen, Angstzustände zu verringern, einen besseren Schlaf zu fördern und das Wohlbefinden insgesamt zu erhöhen.

Zur „Tiefen Entspannung ohne Schlaf“ (NSDR) gehört es, in einen Zustand tiefgehender Erholung zu gelangen, der sich zwar vom Schlaf unterscheidet, aber ähnliche Vorteile bietet. Während der NSDR erfahren Körper und Geist einen Zustand der Ruhe, tiefer als beim typischen Wachzustand, und oft einhergehend mit verringerter Gehirntätigkeit, verlangsamter Atmung und Muskelentspannung.

Zur NSDR können geführte Meditationen, Entspannungstechniken und Achtsamkeitsübungen gehören, die zu einem Zustand der Entspannung und Erholung führen sollen, während man gleichzeitig bei wachem Bewusstsein bleibt. Das Ziel ist es, einen Zustand der Erneuerung und Wiederherstellung zu erreichen, ohne dass ein vollständiger Schlafzyklus erforderlich ist.

NSDR kann besonders vorteilhaft für Menschen mit Problemen beim Einschlafen sein oder für alle, die ihr allgemeines Wohlbefinden und ihr Energieniveau verbessern wollen. Sie bietet eine alternative Möglichkeit, Körper und Geist wiederaufzuladen und zu regenerieren, die geistige Klarheit zu fördern, Stress zu reduzieren und die Stimmung zu verbessern.

So kann man einen optimalen zirkadianen Rhythmus am besten fördern:

- Essen Sie mindestens zwei Stunden vor dem Schlafengehen nichts mehr.
- Nutzen Sie Ihr Handy mindestens eine Stunde vor dem Schlafengehen nicht mehr.
- Nutzen Sie Apps zum Blockieren von blauem Licht oder eine entsprechende Brille, wenn Sie Ihr Handy bis spät nachts nutzen müssen.
- Dimmen Sie zu Hause abends nach Sonnenuntergang alle Lichter.
- Lassen Sie innerhalb von 30 Minuten nach dem Wachwerden natürliches Tageslicht in Ihre Augen.
- Schlafen Sie in einem kühlen und sehr dunklen Zimmer.
- Verbringen Sie tagsüber mehrmals Zeit im Freien, um Ihre Augen immer mal wieder mit natürlichem Tageslicht zu versorgen.
- Gehen Sie sowohl an Werktagen als auch am Wochenende abends zu ähnlichen Zeiten zu Bett und stehen Sie morgens zu ähnlichen Zeiten auf.
- Atmen Sie vor dem Einschlafen für fünf Minuten langsam durch die Nase.

Stellen Sie zunächst fest, welche aktuellen Gewohnheiten Sie davon abhalten, gut zu schlafen. Verändern Sie ein oder zwei Dinge, bei denen es Ihnen am leichtesten fällt, denn das wird einen tiefgreifenden Effekt darauf haben, dass Sie leicht einschlafen können und sich jede Nacht gut erholen, während Sie gleichzeitig Ihren Vagusnerv optimieren.

Fall-Geschichte: Mary

Mary gehört zu denjenigen meiner Klientinnen und Klienten, die mich am meisten inspiriert haben. Sie ist 62 Jahre alt und Mutter von vier Söhnen, die mittlerweile junge Männer sind. Als sie zum ersten Mal zu mir kam, rührte mich ihre Geschichte zu Tränen. Als Kind hat ihr Vater sie und zahlreiche andere Mädchen entführt und viele Jahre lang gefangen gehalten. Während dieser Zeit wurde sie erheblich missbraucht und erlitt zahlreiche Traumata. Der Fall ihres Vaters wurde zu einem der berühmt-berüchtigtsten Entführungsfälle der 1970er Jahre in Kanada. Ihr Gesicht musste aufgrund von Verwundungen operativ wiederhergestellt werden und in den Folgejahren litt sie an erheblichen emotionalen Problemen. Mit 42 Jahren war sie in einen katastrophalen Autounfall verwickelt, bei dem sie einen beträchtlichen Teil ihrer Gehirnfunktion einbüßte und bei dem auch ihr Sehvermögen maßgeblich eingeschränkt wurde, was dazu führte, dass sie praktisch blind wurde.

Inspirierend an ihrem Fall war ihre Entschlossenheit. Sie begann sich für den Vagusnerv zu interessieren und wandte sich sofort an mich um Hilfe zur Überwindung ihrer zunehmenden gesundheitlichen Probleme. Im vergangenen

Jahrzehnt waren bei ihr ein niedriges Energieniveau, übermäßiges Körpergewicht, Brain Fog, Schlafapnoe und eine beginnende Leberzirrhose diagnostiziert worden. Fünfzehn Jahre bevor sie zu mir kam, hatte sie sogar an einer Giardiasis (einer Durchfallerkrankung, die durch den einzelligen Parasiten *Giardia lamblia* vrursacht wird, auch „Lambliose" oder „Lambliasis" genannt) gelitten.

Wir sahen uns sofort ihre aktuelle Zell- und Magen-Darm-Funktion an, um festzustellen, ob es biochemische Probleme gab, die wir behandeln konnten. Wir brachten sie auch in der Gruppe auf unserer digitalen Coaching-Plattform unter, um ihre soziale Vernetzung zu unterstützen, etwas, das während der Zeit der COVID-Lockdowns sehr schwierig für sie gewesen war – sie hatte ihre vier Söhne fast drei Jahre lang nicht getroffen.

Wir halfen ihr, einige Nährstoffmängel anzugehen, konzentrierten uns aber vor allem auf ihren Umgang mit Stress und auf Übungen zur Aktivierung des Vagusnervs, wie Atmen und die Optimierung ihres zirkadianen Rhythmus. Sie begann, täglich 1,5 bis 2 Stunden morgens bei Tageslicht draußen spazieren zu gehen – eine Herausforderung, wenn man bedenkt, dass sie in einem nördlichen Klima lebt, in dem etwa sieben Monate im Jahr Schnee liegt.

Mary bemerkte ziemlich schnell eine Verbesserung ihrer Gesundheit, zwar mit täglichen Schwankungen, aber sie stellte begeistert einige positive Veränderungen fest, die sie sich immer wieder vor Augen hielt. Sie konnte auch einige Grenzen gegenüber gewissen Vorgängen in ihrem Familienleben setzen, die sie davon abhielten, in ihrem häuslichen Umfeld glücklich zu werden. Bald danach konnte sie wieder Kontakt zu ihren Kindern aufnehmen!

Ich arbeite seit einem Jahr mit Mary und die Veränderungen sind spannend zu beobachten. Sie hat ihr Gewicht von fast 80 kg auf 62,5 kg reduziert. Ihre geistige Klarheit und ihre kognitiven Fähigkeiten haben sich insgesamt deutlich verbessert, und sie hat viel weniger chronische Schmerzen, sodass sie ihre CBD-Dosierung, die sie zum Schlafen und gegen die Schmerzen nahm, um 60 Prozent reduzieren konnte. Mary verwendet sogar seltener ihren Blindenstock, wenn sie zum Einkaufen in den Lebensmittelladen geht oder in der Nachbarschaft unterwegs ist.

Sie schreibt einen Großteil ihres Erfolges dem täglichen morgendlichen Aufenthalt draußen im Tageslicht zu, eine Praxis, die dazu beigetragen hat, ihren zirkadianen Rhythmus, ihre Hormone und ihren Stoffwechsel neu einzustellen. Am allerwichtigsten aber ist, dass sie glücklich ist. Mary teilt unserer Gruppe wöchentlich mit, dass sie, obwohl sie das Gefühl hat, sich mitten in einem Tornado zu befinden, aufgrund ihrer neuen Lebensperspektive so viel glücklicher und zuversichtlicher ist!

KAPITEL 21

KREATIVE BESCHÄFTIGUNGEN

Vor einigen Monaten war ich mit meiner Tochter und ihrer Freundin in einem Lego-Geschäft, als ein Mann mittleren Alters mit drei Schachteln, die er kaufen wollte, an mir vorbeiging. Eine davon enthielt den Todesstern aus *Star Wars*, die zweite das Batmobil und die dritte Captain Americas Schild von den *Avengers*. Er bemerkte meinen Blick auf die Schachteln, wandte sich mir zu und sagte: „Lego beruhigt den Geist."

Ich war etwas verdutzt darüber, da ich mir nicht viel mehr dabei gedacht hatte, als dass mir gar nicht klar gewesen war, mit wie vielen verschiedenen Markenunternehmen Lego zusammenarbeitet, aber sein Kommentar überraschte mich. Er hat mich auch dazu veranlasst, über das Konzept der kreativen Beschäftigungen und ihre Auswirkungen auf unsere Physiologie nachzudenken.

Zu den kreativen Beschäftigungen kann vom Ausdruckstanz bis zu Malbüchern für Erwachsene, Puzzles, Schreiben und ja, sogar dem Bauen mit 1500 Legosteinen alles gehören. Wie bei so vielen anderen Konzepten ist es ganz individuell, wofür sich jemand entscheidet, und es bedeutet auch nicht, dass man sich immer nur auf eine kreative Beschäftigung beschränken muss.

Während wir uns in einem kreativen Flow-Zustand befinden, weiß unsere Physiologie, dass wir sicher sind. Wir können nur dann wirklich in einen kreativen Flow-Zustand kommen, wenn wir uns sicher fühlen, und daher ist dies eine wunderbare Beschäftigung, die Sie in der Weise umsetzen können, die Sie persönlich passend finden. Ihre kreative Beschäftigung muss noch nicht einmal ein Ergebnis haben, außer dass Sie die Zeit damit verbringen, Ihr einzigartiges Talent für sich auszuleben oder es mit anderen Menschen zu teilen.

Bei *Health Upgraded* ist es unser Ziel, Ihnen dabei zu helfen, eine optimale Gesundheit zu erlangen, sodass Ihre gesundheitlichen Herausforderungen Sie nicht mehr länger davon abhalten, Ihre einzigartigen Talente mit vielen anderen Menschen zu teilen. Wir glauben, dass der menschliche Einfallsreichtum die treibende Kraft unseres Erfolgs ist, und daher wollen wir dabei helfen, die Barriere der schlechten Gesundheit, die Sie vielleicht behindert, zu entfernen oder zu senken. Kreative Beschäftigungen sind sehr stark mit diesem Prozess verbunden; sie anzuwenden, kann wie ein frischer Wind für Ihren Körper sein, vor allem wenn Sie zu einem sympathischen, hypersensitiven Zustand neigen. Nehmen Sie sich also die Zeit, Ihrer Kreativität freien Lauf zu lassen und verbinden Sie sich mit Ihrem inneren Kind. Wir dürfen alle spielen, egal, wie alt wir sind!

SCHLUSSWORT

Es war mir ein Vergnügen, die Rätsel um den erstaunlichen Vagusnerv für Sie zu entschlüsseln. In diesem Buch haben wir uns mit der komplexen Verbindung zwischen Ihrem Vagusnerv und den verschiedenen Aspekten Ihrer körperlichen, emotionalen und mentalen Gesundheit befasst. Sie haben gelernt, dass der Vagusnerv nicht nur ein Bote ist, der Signale zwischen Gehirn und Körper transportiert, sondern vielmehr ein „Dirigent der Harmonie", der die Symphonie Ihrer inneren Systeme arrangiert. Wenn Sie sich um Ihren Vagusnerv kümmern, haben Sie die bemerkenswerte Fähigkeit, Verdauung, Immunsystem, Herzfrequenz, Stressreaktionen und sogar Ihre emotionale Widerstandsfähigkeit zu beeinflussen.

Es ist wichtig, daran zu denken, dass es auf dem Weg, den Sie eingeschlagen haben, nicht um schnelle oder externe Lösungen geht. Es geht vielmehr darum, ein tiefes Verständnis für Ihren eigenen Körper und Ihren Geist zu entwickeln und sich die Weisheit des ganzheitlichen Wohlbefindens zu eigen zu machen. Die in diesem Buch vorgestellten Übungen und Techniken sind nicht als nur flüchtige Eingriffe gedacht, sondern vielmehr als integraler Bestandteil eines nachhaltigen Lebensstils, der Ihre Fähigkeit fördert, sich von allen Arten von Stress fernzuhalten.

Beim Erkunden der Praktiken der Atemarbeit, der Meditation, der achtsamen Bewegung und des sozialen Engagements sind Sie auf die Feinheiten der Reaktionen Ihres Körpers eingestimmt worden. Sie haben erkannt, dass jeder Atemzug, den Sie nehmen, jeder Moment der Präsenz, den Sie kultivieren und jede Verbindung, die Sie pflegen, das Potenzial hat, die Vitalität Ihres Vagusnervs zu steigern. Sie haben auf Ihrem Weg die Kraft der Verbindung zwischen Körper und Geist erfahren und selbst erlebt, wie Ihre Gedanken und Emotionen Ihren körperlichen Zustand formen können.

Es ist jedoch nicht immer leicht, Wandel und Veränderung anzunehmen. Dafür benötigt man Engagement, Geduld und eine Bereitschaft, sich den Unannehmlichkeiten zu stellen, zu denen es kommen kann, wenn man aus gewohnten Mustern aussteigt. Denken Sie daran, dass Wachstum ein kontinuierlicher Prozess ist und Rückschläge ein integraler Teil des Weges sind. Wenn Sie mit Herausforderungen konfrontiert werden, behandeln Sie sie mit dem gleichen Mitgefühl und der gleichen Neugier, die Sie während dieser Erkundung auf sich selbst angewandt haben. Ihr Vagusnerv wächst an Ihrer Fähigkeit, sich anzupassen und zu entfalten, und jeder Schritt, mit dem Sie Veränderung begrüßen, trägt zu seiner Kraft bei.

Ich lege Ihnen nahe, dieses Buch nicht als das Ende Ihres Weges zu betrachten, sondern als Neubeginn. Integrieren Sie die Übungen und Praktiken in Ihre Alltagsroutine, bringen Sie sie in Ihr Beziehungsgefüge ein und lassen Sie sich von ihnen zu optimierter Gesundheit führen.

Bleiben Sie auf Ihrem Weg nach vorn offen für die Signale, die Ihr Körper Ihnen sendet. Hören Sie darauf, was Ihr Vagusnerv Ihnen zuflüstert – auf die sanften Schubser und intuitiven Empfindungen, die Sie dazu bringen, Entscheidungen im Einklang mit Ihrem Wohlbefinden zu treffen. So wie ein erfahrener

Seemann lernt, den Wind und die Tiden zu „lesen", können Sie sich auf die Rhythmen Ihres eigenen Körpers einstimmen und mit Anmut und Intention durch den Strom des Lebens navigieren.

Es ist meine aufrichtige Hoffnung, dass „Optimieren Sie Ihren Vagusnerv" Ihnen ein Wegweiser zu optimaler Gesundheit und Vitalität gewesen ist. Ich fühle mich geehrt, dass ich Sie bei der Entdeckung Ihrer weiten inneren Welt anleiten durfte. Vergessen Sie nicht, dass Ihr Vagusnerv nicht einfach nur eine anatomische Struktur ist, sondern eine symbolische Brücke, die Ihre Innenwelt mit Ihrer Außenwelt verbindet. Wenn Sie sich um diese Brücke kümmern, bringen Sie die beiden Welten in Harmonie und ermöglichen damit das freie Fließen von Wellnessenergie.

Das Potenzial liegt in Ihnen und wartet darauf, aktiviert zu werden. Nehmen Sie die Praktiken, Erkenntnisse und die Weisheit an, die Sie auf Ihrem Weg zu Vitalität, Widerstandsfähigkeit und tiefgehendem Wohlbefinden gewonnen haben.

In Dankbarkeit,

Dr. Navaz Habib

Immer auf dem Laufenden bei Navaz Habibs bevorzugten Quellen in Bezug auf „Optimieren Sie Ihren Vagusnerv" sind Sie im Internet unter www.healthupgraded.com/resources. (In englischer Sprache)

Mehr über Navaz Habibs Arbeit erfahren Sie unter *www.healthupgraded.com* oder *www.drnavazhabib.com* sowie durch den Kontakt mit ihm auf Instagram: *@DrNavacHabib*

DANKSAGUNGEN

An allererster Stelle stehen meine Frau Noureen und meine Töchter Miraal und Misha – ich liebe Euch so sehr. Danke, dass Ihr mich immer uneingeschränkt unterstützt und stets meine Motivation seid!

Ich danke meinen Eltern und Schwiegereltern – für alles, was Ihr tut, um unsere Familie zu unterstützen; Ihr seid die Besten!

Mein Dank geht an das Team von *Health Upgraded* – Saima, Laura, Emma – Ihr seid alle so wunderbar und stark. Eure Unterstützung bedeutet für mich die Welt, und ich weiß, ohne Euch könnte ich das alles nicht machen.

Ich danke allen meinen Mentoren und Unterstützern auf diesem Weg, für Eure Führung und für den Schubs, es besser zu machen und besser zu sein.

Und schließlich danke ich JP, Gary, Mitch und dem Team bei *electroCore* – Ihr habt es drauf! Danke, dass Ihr meine Leidenschaft neu entfacht und mir die Zügel in die Hand gegeben habt, um unsere Botschaft gemeinsam in die Welt zu bringen!

Euch allen gilt meine Liebe und meine Dankbarkeit.

QUELLENVERZEICHNIS

1. S. Porges, *Die Polyvagal-Theorie. Neurophysiologische Grundlagen der Therapie*, Junfermann Verlag, Paderborn 2010.
2. M. Canyelles, C. Borràs, N. Rotllan, M. Tondo, J. C. Escolà-Gil, F. Blanco-Vaca, „Gut Microbiota-Derived TMAO: A Causal Factor Promoting Atherosclerotic Cardiovascular Disease?“ *International Journal of Molecular Sciences* 24/3 (18. Januar 2023); https://doi.org/10.3390/ijms24031940.
3. K. A. Böckmann, A. R. Franz, M. Minarski et al., „Differential Metabolism of Choline Supplements in Adult Volunteers.“ *European Journal of Nutrition* 61 (21. Juli 2021), 219–230; https://doi.org/10.1007/s00394-021-02637-6.
4. X. Ma et al., „Excessive Intake of Sugar: An Accomplice of Inflammation.“ *Frontiers in Immunology* 13 (August 2022).
5. F. Jameel, M. Phang, L. G. Wood, M. L. Garg, „Acute Effects of Feeding Fructose, Glucose, and Sucrose on Blood Lipid Levels and Systemic Inflammation.“ *Lipids in Health and Disease* 13 (16. Dezember 2014), 195; https://www.ncbi.nlm.nih.gov/pmc/articles/PMC4290803.
6. C. S. Dweck, *Selbstbild. Wie unser Denken Erfolge und Niederlagen bewirkt*, Piper Verlag, München 2017.
7. B. A. Bari et al., „Locus Coeruleus-Norepinephrine: Basic Functions and Insights into Parkinson's Disease.“ *Neural Regeneration Research* 15/6 (Juni 2020), 1006–13; doi: 10.4103/1673-5374.270297.
8. B. N. Keller, A. E. Snyder, C. R. Coker, E. A. Aguilar, M. K. O'Brien, S. S. Bingaman, A. C. Arnold, A. Hajnal, Y. Silberman, „The Vagus Nerve Is Critical for Regulation of Hypothalamic-Pituitary-Adrenal Axis Responses to Acute Stress.“ Vorabdruck 2021, https://www.biorxiv.org/content/10.1101/2021.06.03.446790v1.
9. U. Moens et al, „The c-fos cAMP-Response Element: Regulation of Gene Expression by a Beta 2-adrenergic Agonist, Serum, and DNA Methylation.“ *Biochimica et biophysica acta* (1993), 63–70.
10. M. Skok, „Mitochondrial Nicotinic Acetylcholine Receptors: Mechanisms of Functioning and Biological Significance.“ *The International Journal of Biochemistry & Cell Biology* (2022), 143.
11. „Hippocrates Quotes“, Goodreads; https://www.goodreads.com/author/quotes/248774.

12. C. R. Cole, E. H. Blackstone, F. J. Pashkow, C. E. Snader, M. S. Lauer, „Heart-Rate Recovery Immediately after Exercise as a Predictor of Mortality.“ *New England Journal of Medicine* 341/18 (19. Oktober 1999), 1351–7.
13. Patrick McKeown, *Erfolgsfaktor Sauerstoff*, riva, München 2018.
14. electroCore Inc., „Study Presented at 75th Annual Meeting of the American Academy of Neurology Demonstrates that gammaCore (nVNS) Can Accelerate Foreign Language Learning.“ 24. April 2023; https://www.globenewswire.com/en/news-release/2023/04/24/2652647/0/en/Study-Presented-at-75th-Annual-Meeting-of-the-American-Academy-of-Neurology-Demonstrates-that-gammaCore-nVNS-Can-Accelerate-Foreign-Language-Learning.html.
15. L. K. McIntire, R. A. McKinley, C. Goodyear, J. P. McIntire, R. D. Brown, „Cervical Transcutaneous Vagal Nerve Stimulation (ctVNS)Improves Human Cognitive Performance under Sleep Deprivation Stress.“ *Communications Biology* 4/1 (10. Juni 2021), 634; https://doi.org/10.1038/s42003-021-02145-7.
16. S. Søberg, J. Löfgren, F. E. Philipsen, M. Jensen, A. E. Hansen, E. Ahrens, K. B. Nystrup et al., „Altered Brown Fat Thermoregulation and Enhanced Cold-Induced Thermogenesis in Young, Healthy, Winter-Swimming Men.“ *Cell Reports Medicine* 2/10 (11. Oktober 2021), 100408; doi: 10.1016/j.xcrm.2021.100408.
17. K. N. Henderson, L. G. Killen, E. K. O'Neal H. S. Waldman, „The Cardiometabolic Health Benefits of Sauna Exposure in Individuals with High-Stress Occupations. A Mechanistic Review.“ *International Journal of Environmental Research and Public Health* 18/3 (27. January 2021), 1105; https://www.mdpi.com/1660-4601/18/3/1105.
18. P. Šrámek, M. Šimecková, L. Janský, J. Savlíková, S. Vybíral, „Human Physiological Responses to Immersion into Water of Dierent Temperatures.“ *European Journal of Applied Physiology* 81/5 (März 2000), 436–42; doi: 10.1007/s004210050065.
19. S. Zauderer, Average Screen Time Statistics & Facts; https://www.crossrivertherapy.com/research/screen-time-statistics#:~:text=The%20average%20American%20spends%207,favorite%20TV%20shows%20and%20movies.
20. B. Chou, „Deconstructing the 20-20-20 Rule for Digital Eye Strain.“ *Optom Times* (2018), 21–23.

ÜBER DEN AUTOR

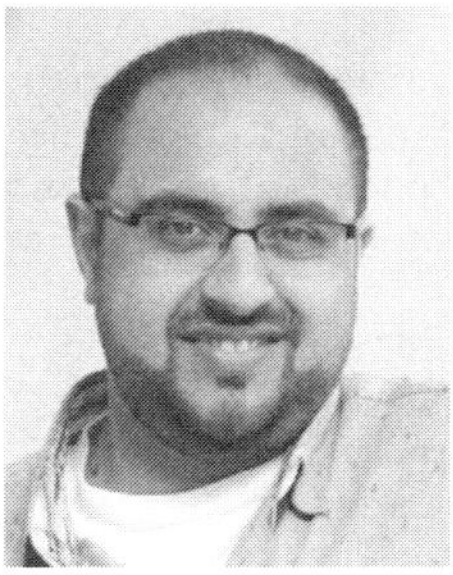
© privat

Dr. Navaz Habib ist der Gründer von *Health Upgraded,* einer Klinik für funktionelle Medizin und Gesundheitsoptimierung in Toronto, Kanada. Er arbeitet mit leistungsfähigen Fachkräften, Sportlern und Unternehmern und taucht ein wenig tiefer ein, um herauszufinden, was ihre Gesundheit beeinträchtigt. Er arbeitet mit Menschen, die ihre Gesundheit auf ein höheres Niveau bringen möchten und ermöglicht es ihnen, einen Beitrag für die Menschheit zu leisten und mehr Menschen zu dienen.

Da Dr. Habib persönliche Erfahrungen mit schlechter Gesundheit und Gewichtsproblemen gemacht hat, ist er bestens dafür geeignet, seinen Klientinnen und Klienten persönliche Empfehlungen zu geben. Da er den Ursachen auf den Grund geht, auf denen gesundheitliche Ungleichgewichte beruhen und sie mit natürlichen Mitteln behandelt, erleben seine Patientinnen und Patienten optimale Gesundheit so, wie ihr Körper sie empfinden sollte; das ermöglicht ihnen, der Welt so zu dienen, wie sie es sich vorgestellt haben.